科学的根拠に基づく

快適で安全な妊娠出産のためのガイドライン

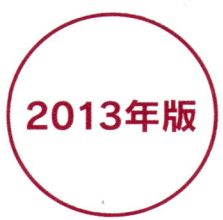

2013年版

編集 ◎ 厚生労働科学研究 妊娠出産ガイドライン研究班

金原出版株式会社

■序　文

　妊娠・出産・産後における適切な医療技術のためのWHOコンセンサス会議が1985年ブラジル，1986年イタリアで開催された。産前・出産・産後の適切な医療とケアを受ける母子の権利を尊重し，適切な医療サービスとケアを母子に提供することが，公的機関に対して勧告された。日本では，『WHOの59カ条お産のケア実践ガイド』（戸田律子訳1997），『WHO勧告にみる望ましい周産期ケアとその根拠』（マースデン・ワーグナー著，井上裕美・河合蘭監訳2002）として紹介された。医師が常に管理する「医療化された出産」の側面よりも，妊産婦が自分の出産に主体的に対応する「人間的な出産」の側面をより推進する支援型産科医療・ケアの立場が示されている。

　また，厚生労働省の国民運動計画「健やか親子21」の課題2「妊娠・出産に関する安全性と快適さの確保と不妊への支援」に参加した日本産婦人科医会，日本助産師会，日本母乳の会の3団体が2004～2006年の3年間に行った研究に「妊娠・出産の快適性確保のための諸問題の研究」がある。研究成果として，妊娠・出産の安全性と快適性は両立する概念であり，妊産婦の本来もっている産む力，育てる力を引き出す支援（エンパワーメント）が快適性につながること，妊娠・出産・育児の過程で得られた快適性は，母と子を成長させ，家族機能を獲得させる社会学的過程に大きな影響を与えること，などが確認された。

　一方，2005～2006年の子ども家庭総合研究事業による研究「科学的根拠に基づく快適な妊娠・出産のためのガイドラインの開発に関する研究」（主任研究者：島田三恵子）で全国調査を行い，「科学的根拠に基づく快適な妊娠・出産のためのガイドライン（2006）」が開発された。作成には，産科医，新生児科医，助産師，疫学者，図書館司書など専門職に加えて，母親である女性たちも参加し，その意見も取り入れられている。病院機能評価機構ホームページの医療サービスMinds（マインズ）に公開されている。妊娠・出産・産後の適切な医療技術に関するWHOの勧告を，「日本の出産風土」のなかで展開するための手引きの役割を果たしている。

　さらに，2011年の政策科学総合研究の分担研究として「母親が望む安全で満足な妊娠出産に関する全国調査」が行われた。その調査結果に基づき，「ガイドライン」（2006）の安全面に一層の配慮を加えて「科学的根拠に基づく快適で安全な妊娠出産のためのガイドライン」として改訂版が作成された。作成過程では，原則としてローリスクの妊娠出産の処置・ケアを対象としてきたが，その内容は，ハイリスクの妊娠出産を対象外とするものではない。リスクの個別的評価に基づき，安全面の比重を配慮することで，すべての妊娠出産にガイドラインを適用することが可能と思われる。

　この度，「科学的根拠に基づく快適で安全な妊娠出産のためのガイドライン」が書籍として刊行されることになり，研究報告書の文章表現を見直した。Research Questionを平易な文体に統一し，全体の文章は読みやすくした。多くの医療者が本書を利用することで，支援型産科医療・ケアがさらに広く普及し，多くの妊娠出産が母子にとってより快適で安全なものとなることを切望している。

　最後に，日常業務が多忙にもかかわらず，本書の企画に賛同され，ご執筆ならびにご助言いただいた研究協力者の皆様に感謝いたします。また，上梓にあたっては，金原出版編集部のご尽力に，深甚なる謝意を表します。

2013年7月吉日

杉本　充弘
島田三恵子

科学的根拠に基づく快適で安全な妊娠出産のためのガイドライン
2013年版

■編　　集　厚生労働科学研究　妊娠出産ガイドライン研究班

島田三恵子	大阪大学大学院医学系研究科保健学専攻　教授
杉本　充弘	日本赤十字社医療センター　副院長，周産母子・小児センター長
藤井　知行	東京大学医学部産科婦人科学教室　教授 日本産科婦人科学会産科診療ガイドライン作成委員
関　　和男	横浜市立大学附属市民総合医療センター総合周産期母子医療センター新生児科　准教授
前田津紀夫	前田産科婦人科医院　院長 日本産婦人科医会理事/広報委員会副委員長
松山　　裕	東京大学大学院医学系研究科生物統計学教室　准教授
上村夕香里	東京大学大学院医学系研究科生物統計学教室　特任助教
安達久美子	首都大学東京健康福祉学部看護学科　教授 日本助産学会副理事長
諏訪　敏幸	大阪大学生命科学図書館考査　係長 図書館司書
岡本喜代子	おたふく助産院　院長 日本助産師会会長/「健やか親子21」の評価などに関する検討会委員
山本　詩子	山本助産院　院長 日本助産師会神奈川県支部長
井本　寛子	日本赤十字社医療センター看護部　看護副部長 日本看護協会助産師職能委員
冨田　直子	特定非営利活動法人 SIDS 家族の会
袖岡　仁美	特定非営利活動法人 SIDS 家族の会

目　次

I. 本ガイドラインについて　　1

- Ⓐ　要　旨　　1
- Ⓑ　背　景　　1
- Ⓒ　目的および対象　　2
    - 1）ガイドラインの目的と推奨内容　　2
    - 2）ガイドラインで扱う医療処置・ケアの対象　　2
    - 3）ガイドラインを利用する対象者　　2
- Ⓓ　方　法　　2
    - 1）ガイドライン作成期間　　2
    - 2）ガイドライン作成メンバーの構成　　2
    - 3）リサーチクエスチョン（Research Question；RQ）の設定　　3
    - 4）エビデンスの収集（文献検索方法等）　　8
    - 5）補完する文献の再度選定　　8
    - 6）各文献に対して構造化抄録作成　　8
    - 7）文献にエビデンスレベル（EL）を付ける　　8
    - 8）推奨（Recommendation）グレードの案を分担作成　　8
    - 9）推奨（案）RQ を班会議で討議，決定　　8
    - 10）推奨（案）の決定後，公開意見収集　　8
    - 11）外部評価　　9
    - 12）次回の改訂手続き　　9
- Ⓔ　結　果　　9
- Ⓕ　研究の限界と今後の課題　　9
- Ⓖ　結　論　　10
- Ⓗ　利益相反　　10

II. 推　奨　　11

- RQ 1　妊産婦の要望とリスクを考慮した分娩施設の対応は？　　11
- RQ 2　分娩期に医療者以外の付き添い（立ち会い）は？　　15
- RQ 3　助産師のケアは？　　18
- RQ 4　分娩中の体位は？　　21
- RQ 5　産痛の緩和は？　　24
- RQ 6　妊産褥婦とのコミュニケーションは？　　27
- RQ 7　医師や助産師の継続ケアは？　　32
- RQ 8　バルサルバ法の適応は？　　36
- RQ 9　会陰切開の適応は？　　39

  RQ 10 分娩時のルーチンの点滴は？ ……………………………………… 41
  RQ 11 分娩時胎児心拍数の観察と対応は？ ………………………………… 43
  RQ 12 新生児の蘇生と搬送は？ ……………………………………………… 50
  RQ 13 母乳育児の支援は？ …………………………………………………… 55
  RQ 14 早期母子接触の支援は？ ……………………………………………… 58
  RQ 15 産後の育児に向けた退院時の支援は？ ……………………………… 61

III. 構造化抄録のまとめ 67

  RQ 1 妊産婦の要望とリスクを考慮した分娩施設の対応は？ …………… 67
  RQ 2 分娩期の医療者以外の付き添い（立ち会い）は？ ………………… 71
  RQ 3 助産師のケアは？ ……………………………………………………… 73
  RQ 4 分娩中の体位は？ ……………………………………………………… 77
  RQ 5 産痛の緩和は？ ………………………………………………………… 79
  RQ 6 妊産褥婦とのコミュニケーションは？ ……………………………… 86
  RQ 7 医師や助産師の継続ケアは？ ………………………………………… 91
  RQ 8 バルサルバ法の適応は？ ……………………………………………… 95
  RQ 9 会陰切開の適応は？ …………………………………………………… 100
  RQ 10 分娩時のルーチンの点滴は？ ………………………………………… 105
  RQ 11 分娩時胎児心拍数の観察と対応は？ ………………………………… 108
  RQ 12 新生児の蘇生と搬送は？ ……………………………………………… 115
  RQ 13 母乳育児の支援は？ …………………………………………………… 117
  RQ 14 早期母子接触の支援は？ ……………………………………………… 120
  RQ 15 産後の育児に向けた退院時の支援は？ ……………………………… 124

IV. 資料編 127

  資料1．エビデンスの収集と文献検索 ………………………………………… 127
    1）概　要 ……………………………………………………………………… 127
    2）検索式（フィルタ）……………………………………………………… 129
    3）RQ 別の検索式 …………………………………………………………… 129
  資料2．前回および今回改訂の妊娠出産ガイドラインのRQ …………………… 138
    1）前回「2006年版（平成18年）」の「科学的根拠に基づく快適な
      妊娠・出産のためのガイドライン」各RQ ……………………………… 138
    2）改訂版の「科学的根拠に基づく快適で安全な妊娠出産のための
      ガイドライン」各RQ ……………………………………………………… 138

【用語解説】

LDR	16	バーバルコミュニケーション	28
ドゥーラ効果	16	バルサルバ法	37
相手が返しやすい言葉	28	共圧陣痛	37
沈黙の保持	28	自然な努責法	37
ノンバーバルコミュニケーション	28		

I. 本ガイドラインについて

A 要 旨

　平成23年度の母親対象の全国調査に基づいて，妊娠出産する母親側からみて快適で満足な妊娠出産ケアの指標を科学的に抽出した．それに基づいて，妊産婦が安心して子どもを出産し育てる楽しさを実感できる，豊かで安全な出産環境を整備するために，平成18年に作成した「科学的根拠に基づく快適な妊娠・出産のためのガイドライン」の改訂を行った．

　ガイドラインのためのリサーチクエスチョンとして，母親の妊娠出産に関する満足度の規定要因52項目の中で，介入や行為を表す42項目から，満足に関連する項目，多数の医療者・施設が導入しているが検証するべき医療行為の項目，安全性の確保に関連する医療行為の項目を合わせ，合計15項目を選択した．各リサーチクエスチョンに関してランダム化比較試験（RCT）のシステマティック・レビュー，対照研究および本研究班の全国調査のデータ等の科学的根拠に基づいた推奨文を作成した．

B 背 景

　日本の出生率と合計特殊出生率が低迷する中で，経済活動および健康保険や年金等の福祉を支える次世代の育成は喫緊の課題である．人口減少は，将来の労働力の減少と高齢者福祉負担の過重を招き，経済活動や社会への影響はさらに深刻さを増している．これまで，女性が安心して子どもを産み健やかに育てる基礎となる母子保健の国民運動として，平成13年に「健やか親子21」の行動計画が始まり，その後，計画期間が平成26年度（2014年度）まで延長された．

　周産期に関連する新たな指標として，「健やか親子21」の課題2「妊娠・出産に関する安全性と快適さの確保と不妊への支援」の具体的な取り組み方策の例が提示された．その中で，妊娠・出産に関する快適さについて助産師等による妊娠中および産後のきめ細かなケアの必要性，満足度が高い主体的な出産，母乳育児推進のための体制作り，分娩のQOLの向上，産科医・助産師などの産科医療を担う人材の確保などが掲げられている．

　一方，産科医や小児科医を始めとした周産期医療に携わるマンパワーの医療者がいまだに不足しており，周産期医療のマンパワーやシステム等の体制の立て直しをすることが急務となっている．このため本来，周産期医療の中心に在るべき母子は，ややもすれば意識の片隅に追いやられている．このような状況だからこそ，子どもを産み育てる母親と日本を担う子どもの立場に立った「質の高い周産期医療」が必要とされる．

　最初の本ガイドラインは平成17～18年度厚生労働科学研究費補助金（子ども家庭総合研究事業）「科学的根拠に基づく快適な妊娠・出産のためのガイドラインの開発に関する研究」（主任研究者：島田三恵子）により作成された．平成17年度の母親対象の全国調査の結果に基づいて，妊娠出産する女性からみて満足と感じる妊娠出産ケアを科学的に抽出し，本研究班によって平成18年に作成された．6年後の平成23年に，周産期医療の経年変化や変化するニーズを明らかにする目的で同様の全国調査を行った．この全国調査によるこれらの変化を反映し，かつ新たなエビデンスを加えて「科学的根拠に基づく快適な妊娠・出産のためのガイドライン」の改訂を目的として行った．このガイドラインにより，女性が安心して，子どもを希望するだけ出産でき，育てる喜びや楽しさを実感できる，豊かな出産環境の整備を後押しすることを最終的なねらいとしている．

C 目的および対象

1）ガイドラインの目的と推奨内容

本ガイドラインは，周産期医療スタッフに，科学的根拠に基づく指針を提示する。また，妊産婦とその家族も指針に関する情報を共有する。最終的な目的は，妊産婦とその家族にとって，快適で安全な満足度の高い妊娠出産である。したがって，推奨される適切な医療処置・ケアは，安全性に十分配慮して，不要な医療処置を省いた，妊産婦のニーズを反映したものである。

2）ガイドラインで扱う医療処置・ケアの対象

原則的として，正常経過中のローリスクの妊婦，産婦，褥婦，新生児，乳児とその母親が対象者である。また，妊娠中，分娩中，産後の母親，および出生直後の新生児に対する医療処置，助産ケア，およびコミュニケーションの領域が対象範囲である。

しかし，母子のリスク評価では，リスク内容の個別的評価と施設の診断・対応能力の評価が重要である。例えば，年齢因子でハイリスク妊婦でも，リスク内容と出産施設の診断・対応能力によっては，ガイドラインで扱う医療処置・ケアの対象者となりうる。したがって，ハイリスクの母子を対象外とするものではない。

また，投薬・検査の領域，医療経済の領域は対象範囲外である。さらに，下記のガイドラインや先行研究との重複を避けたので，他の研究成果や勧告の活用をお勧めする。

例：
（1）日本産科婦人科学会／日本産婦人科医会「産婦人科診療ガイドライン―産科編 2011 改訂版」
（2）平成 20 年度厚生科学特別研究「助産所業務ガイドライン 2009 改定版」
（3）平成 15～16 年度厚生科学研究「産科領域における安全対策に関する研究」
（4）平成 15 年度厚生科学研究「妊婦のリスク評価に関する基礎的研究」
（5）WHO／ユニセフ「母乳育児を成功させるための 10 か条」（1989）

3）ガイドラインを利用する対象者

妊産褥婦と新生児に対する医療処置・ケアを提供する周産期医療スタッフである。産婦人科診療所，第 2 次分娩施設，大学病院等で周産期医療に携わる産婦人科医，新生児科医，看護師，病院勤務助産師と開業助産師等が該当する。

D 方　法

1）ガイドライン作成期間

平成 23 年 12 月～平成 25 年 1 月

2）ガイドライン作成メンバーの構成

調査票作成段階からガイドライン改訂までの 2 年間，研究班会議のメンバー 14 名が参加して推奨 Recommendation を作成した。周産期医療に携わる産婦人科医として，産婦人科診療所は前田，大学病院は藤井，総合周産期医療センターは杉本，新生児科医として関，病院勤務助産師として井本，開業助産師として山本が参加した。また，統計解析を行う疫学の専門家として松山，上村，文献検索の専門家である図書館司書として諏訪，医療消費者・患者として特定非営利活動法人 SIDS 家族の会代表である冨田，袖岡が参加した。さらに，周産期医療に携わる職能団体の立場から，日本産科婦人科学会は藤井，日本産婦人科医会は前田，日本周産期新生児医学会は関，日本助産師会は岡本，日本看護協会助産師職能委員として井本，日本助産学会

は安達が意見を反映させた。

　リサーチクエスチョンの改訂作業は，産婦人科医の藤井，新生児科医の関，臨床研究を行っている助産教員の島田，安達が分担した。

3）リサーチクエスチョン（Research Question；RQ）の設定

　班会議で，各 RQ が以下の基準で選定された。

①母親調査に基づいた処置ケア：平成 23 年度の母親対象の全国調査で，実際に受けた処置ケアと母親の満足度とのロジスティック解析により，独立して満足感と有意な関連のある 52 項目が【女性にとって満足なお産の指標】の独立変数として抽出された（表 1）。この中から，介入や行為を表す 42 項目をガイドラインの RQ に挙げた（RQ1～8，11，13～15）。

②多数の医療者・施設が導入しているが検証するべき医療行為（RQ8～11）

③診療者・施設によりばらつきのある医療行為（RQ8，RQ12）

(1) RQ1：妊産婦の要望とリスクを考慮した分娩施設の対応は？

　妊娠期，または分娩時の満足度，および妊娠から産後までの全期間の満足度（以下，全体的満足という）とのロジスティック解析で抽出された「妊婦健診施設」「分娩施設」および「出産施設選択理由」に基づく RQ 項目。

　診療所または助産院のような第 1 次分娩施設で健診や出産した人は，大学病院で出産した人に比べ妊娠期または分娩期の満足度が有意に高かった。診療所で分娩した人は，そうでない人に比べ全体的な満足度も有意に高かった。

　分娩施設を選択した理由のうち，評判が良い，医療者の対応が良い，お産のやり方が気に入った（今回の妊娠・分娩経過に異常ない人），前回良かった（異常ありの経産婦）と答えた人は，そうでない人に比べ分娩時の満足度が有意に高く，他に産む施設が無くて選択した人ではその満足度が有意に低かった。

(2) RQ2：分娩期に医療者以外の付き添い（立ち会い）は？

　分娩期の満足度とのロジスティック解析で抽出された「分娩時の医療者以外の付き添い，立ち会い」に基づく項目。施設選択理由の「お産のやり方」とも統計的に関連のある RQ 項目。

　「上の子ども」が付き添った人では，そうでない人に比べ分娩時の満足度が有意に高く，逆に「親」が居た場合は分娩時および全体的な満足度が有意に低かった。本研究班の全国調査では，「夫」の付き添い（立ち会い）は単解析では分娩時の満足度との独立した関連がみられた。「夫」の付き添い（立ち会い）は 57.4％に上昇した（平成 17 年 52.6％，平成 11 年 36.9％）。

(3) RQ3：助産師のケアは？

　妊娠期，分娩期，産褥期，および全体的満足度とのロジスティック解析で抽出された「妊娠中バースプランを相談した人」「分娩介助者」「退院後の育児の相談者」に基づく RQ 項目。

　妊娠中「どんな」お産をしたいか助産師に相談した人は，その他の人に相談した人に比べ妊娠期の満足度が有意に高かった。

　分娩介助を助産学生（助産師立ち会いで）がした人，妊娠分娩経過に異常のある産婦では助産師（医師立ち合いで）がした人が，助産師単独で分娩介助した人に比べ分娩時の満足度が有意に高かった。医師が分娩介助（帝王切開分娩，吸引鉗子分娩含む）した人は，助産師単独で分娩介助した人と満足度に差が無かった。陣痛室で医療者が誰か居た人は，誰も居なかった人に比べ分娩時および全体的な満足度が有意に高かった。

　退院後，育児の相談を助産師にした人は，その他の人に相談した人に比べ産後および全体的な満足度が有意に高かった。

表1．ロジスティック解析によって抽出された妊娠・分娩・産後ケアの満足度と関連のある変数

(平成23年全国調査)

対応する Research Question	調査票の質問番号	説明変数（独立変数）	従属変数 Q49 全期間の満足度 1：満足，2：どちらでもない，不満	Q14 妊娠期の満足度 1：満足，2：それ以外	Q20 分娩期の満足度 1：満足，2：それ以外	Q34 産褥期の満足度 1：満足，2：それ以外
		抽出された有意な変数の数（右記）	15	12	33(12)	19(3)
RQには非該当	Q5	仕事をもっていない	n.s.	n.s.	＊（異常なし経産）	
	Q11-1	妊娠経過　特に異常なし	n.s.	＊	＊－（異常ありの人）	
	Q11-3	切迫早産で入院	n.s.	n.s.	＊（異常なし経産）	
	Q11-6	羊水の異常	n.s.		＊－	
	Q11-7	不妊治療後の妊娠	n.s.		＊	
	Q12-1	分娩経過　特に異常なし	n.s.		＊－（異常あり初産）	n.s.
	Q13-3	鉗子分娩	n.s.		n.s.	n.s.
	Q13-4	予定の帝王切開分娩	n.s.		n.s.	＊＊－
	Q13-5	緊急の帝王切開分娩	n.s.		n.s.	＊＊－
	Q13-8	陣痛促進	n.s.		＊－（異常なし経産）	
RQ1	Q15-3	妊婦健診施設：産婦人科医院	n.s.	＊＊＊		
	Q15-4	：助産院	n.s.	＊＊＊		
	Q21-3	分娩施設：産婦人科医院	＊＊		＊	n.s.
	Q21-4	：助産院	＊＊		＊＊	
	Q22-5	出産施設選択理由：好評	＊＊＊			
	Q22-6	：お産のやり方が	n.s.		＊（異常なしの人）	
	Q22-9	：医療者の対応がいい	n.s.		＊	
	Q22-11	：前回良かった	n.s.		＊＊＊（異常あり経産）	
	Q22-14	：他に産む施設が無かった	n.s.		＊＊＊－	
RQ2	Q30-1	分娩時立ち会い，医療者以外：夫	n.s.		n.s.	
	Q30-2	〃　　　　　　　　　　　：親	＊＊－		＊－	
	Q30-5	〃　　　　　　　　　　　：上の子ども	n.s.		＊＊	
RQ3	Q19-2	バースプランの相談者：助産師	n.s.	＊＊＊		
	Q23-8	分娩時　傍に誰か居た	＊		＊	
	Q24-4	他の人に傍にもっと居て欲しい	＊－		＊＊＊－	
	Q31-1	分娩介助者：医師	n.s.		n.s.	
	Q31-3	〃　　　：助産師（医師立ち会い）	n.s.		＊＊－（異常ありの人）	
	Q31-4	〃　　　：助産学生（助産師立ち会い）	n.s.		n.s.	
	Q46-2	退院後　育児の相談者：助産師	＊＊			＊＊＊
RQ4	Q32-2	娩出時，仰臥位	n.s.		＊＊－	
RQ5	Q28-5	産痛緩和	＊＊		＊	
RQ6	Q17-2	＜健診時＞顔を見て話す	n.s.	＊		
	Q17-3	何でも質問しやすい雰囲気	＊＊＊	＊＊＊		
	Q18-1	妊婦自身の心身を理解できた	n.s.	＊＊＊		
	Q18-2	出産方針の説明あり	n.s.	＊＊＊		
	Q18-4	健診後すっかり安心	＊＊＊	＊＊＊		
	Q28-1	＜分娩時＞意思・希望を尊重してくれた	n.s.		＊＊（異常ありの人）	
	Q28-2	浣腸	n.s.		＊－（異常なし経産）	
	Q28-6	気持ちを理解し，安心させた	＊＊		n.s.	
	Q32-3	プライバシー配慮	n.s.		＊（異常なしの人）	
	Q33	十分尊重されたと感じた	n.s.		＊＊＊	
	Q29-2	分娩経過の説明が理解できず	n.s.		＊＊＊－	
	Q29-3	〃　　　　：説明がなかった	n.s.		＊＊＊－	
RQ7	Q39	同一医師による継続診療	n.s.	＊＊＊	＊	＊＊＊
	Q40	同一助産師によるケア	n.s.	＊＊＊	n.s.	＊＊＊
	Q16	妊婦健診と分娩施設が同じ	n.s.	＊＊	n.s.	＊（異常なしの人）
RQ8	Q28-9	バルサルバ法	n.s.		＊－（異常なし初産）	
RQ9	Q28-8	会陰切開	n.s.		n.s.	
RQ10	Q28-7	点滴	n.s.		n.s.	
RQ11	Q27-3	CTGの必要性の説明なし	＊＊－		＊＊＊－	
RQ12		新生児の蘇生				
RQ13	Q43	1カ月時　母乳栄養	n.s.			＊＊
	Q44-5	乳房トラブル	n.s.			＊＊－
	Q44-12	母乳量が足りているか心配	＊－			n.s.
RQ14	Q28-10	希望する形での直後の児面会	n.s.		＊（異常なしの人）	n.s.
	Q35-3	母子接触：産後の歩行開始後	n.s.			＊－（異常なしの人）
	Q35-4	：翌日から	n.s.			＊＊－（異常なしの人）
RQ15	Q44-1	母親の問題：睡眠不足・疲労	n.s.			＊＊＊－
	Q44-4	：育児自信喪失	n.s.			＊－
	Q44-5	：乳房トラブル	n.s.			＊＊－
	Q44-6	：会陰の痛み	n.s.			＊－（異常なしの人）
	Q44-7	：出血や悪露	n.s.			＊－
	Q44-11	児の問題：泣き	＊＊－			n.s.
	Q44-16	：皮膚	n.s.			＊－
	Q44-18	育児の仕方の確認	n.s.			＊＊－
	Q44-20	育児環境：家族の協力不足	n.s.			＊＊＊－
	Q44-21	：相談所・人無し	n.s.			＊＊＊
	Q47-1	退院後　相談して解決した	＊＊＊			＊＊＊

＊＊＊：p<0.0001，＊＊：p<0.01，＊：p<0.05，n.s.：not significant，＊の右の－は従属変数の小さい方向を表す。
異常なし/あり：妊娠中および分娩経過の異常の有無によるサブグループで解析した場合の結果

(4) RQ4：分娩中の体位は？

分娩期の満足度とのロジスティック解析で抽出された「娩出体位」に基づく RQ 項目。施設選択理由の「お産のやり方」とも統計的に関連のある RQ 項目。

児が娩出される時に，仰臥位で分娩した人は，そうでない人に比べ分娩時の満足度が有意に低かった。本研究班の全国調査では，「終始自由な姿勢」は単解析では分娩時の満足度との有意な関連がみられた。「終始自由な姿勢」は 55.0% に微減し（平成 17 年 55.6%，平成 11 年 63.7%），一方，「娩出時に仰臥位」は 95.4% に微増（平成 17 年 91.9%，平成 11 年 91.6%）しつつある。

(5) RQ5：産痛の緩和は？

分娩期および全体的な満足度とのロジスティック解析で抽出された「産痛緩和」に基づく RQ 項目。

分娩時に「マッサージや温かいパックを腰に当てるなどしてお産の痛みを和らげてくれた」ケアを受けた人は，そうでない人に比べ分娩時および全体的な満足度が有意に高かった。無痛分娩（硬膜外麻酔など）は満足度との関連はみられなかった。

本ガイドラインでは，産痛緩和の 8 つの方法（体位・姿勢，温罨法，指圧，マッサージ，鍼，アロマセラピー，入浴，硬膜外麻酔）について挙げている。

(6) RQ6：妊産婦とのコミュニケーションは？

全体的満足，妊娠期，および分娩時の満足度とのロジスティック解析で抽出された「説明や対応」に関する 11 項目を包括した RQ 項目。

妊婦健診で，医療者が顔を見て話す，何でも話しやすい雰囲気，妊婦が自分の心身の状態を理解できた，出産方針の説明があった，健診後すっかり安心した，と答えた人は，そうでない人に比べ妊娠中の満足度が有意に高かった。

分娩時，気持ちを理解し安心させてくれた，十分尊重されたと感じた，意思・希望を聞いてくれた（異常ありの人），プライバシーの配慮がされた（異常なしの人），と答えた人は，そうでない人に比べ分娩時の満足度が有意に高かった。分娩経過の説明があったが理解できなかったあるいは説明が無かった，浣腸の処置を受けた人（異常のない経産婦）は分娩時の満足度が低かった。

全体的な満足度は，何でも話しやすい雰囲気，健診後すっかり安心した，気持ちを理解し安心させてくれた，十分尊重されたと感じた，と答えた人が有意に高い。これらの 4 項目は妊娠期または分娩期の満足度が有意に高い項目と共通していた。

(7) RQ7：医師や助産師の継続ケアは？

妊娠・分娩・産後の各期の満足度とのロジスティック解析で抽出された「同一医師」「同一助産師」に基づく RQ 項目。継続ケアには対価や経済的な分析も必要だが，今回は見送られた。

同じ医師に妊娠中から産後まで診てもらった人は，そうでない人に比べ妊娠・分娩・産後の各期の満足度が有意に高かった。一方，同じ助産師に妊娠中から産後までケアしてもらった人は，そうでない人に比べ妊娠期と産後の満足度が有意に高かった。妊婦健診と分娩施設が同じ人は，そうでない人に比べ妊娠期の満足度が有意に高かった。

(8) RQ8：バルサルバ法の適応は？

分娩期の満足度とのロジスティック解析で（異常のない初産婦のサブグループにおいて）抽出された「バルサルバ法」に基づく RQ 項目。妊娠出産のガイドライン作成にあたり，診療上の疑問（Clinical Question）のリストアップの基準の 1 つである「多数の医療者・施設が導入し

ているが検証するべき医療行為」「問題となっている医療行為」と考えられるためRQに挙げた。『WHOの59カ条お産のケア実践ガイド』（農山漁村文化協会，1997）で「明らかに害があったり効果がないので止めるべきこと」の第10項（分娩第2期に指示して息を止めていきませること）に挙げられている。本研究班の全国調査では，全対象者（帝王切開分娩含む）の48.6％が「バルサルバ法によるいきみ」を促され，母児の状況にもよるが，医療者や施設によりばらつきのある医療行為である。

バルサルバ法（お産のとき，息を止めて，長くいきむよう指導された）の人は（異常のない初産婦）は，そうでない人に比べ分娩時の満足度が有意に低かった。

(9) RQ9：会陰切開の適応は？

今回のガイドラインの Clinical Question 基準の「医療者・施設によりばらつきのある医療行為」であり，安全性に関連するリスク管理と併せて検討するためRQに挙げた。産後の満足度とのロジスティック解析で抽出された「会陰の痛み」と間接的に関連するRQである。WHOの59カ条で「明らかに害があったり効果がないので止めるべきこと」の第3項と4項に挙げられている。

本研究班の全国調査では，「会陰切開」は46.0％に微減した（平成17年54.4％，平成11年52.1％）が，それでも半数近くに実施されている。

(10) RQ10：分娩時のルーチンの点滴は？

今回のガイドラインの Clinical Question 基準の「医療者・施設によりばらつきのある医療行為」であり，安全性に関連するリスク管理と併せて検討するためRQに挙げた。WHOの59カ条で「しばしば不適切に使われたり実施されること」の第13項に挙げられている。分娩時の点滴について検討した日本のガイドラインはこのほかにない。日本では，水分や栄養補給ではなくリスクマネジメントとしての側面が強く，点滴ルートの接続は産婦の自由度を制限し快適性を損ねるが，安全のための血管確保の意味で大切であるとの意見があった。

本研究班の全国調査では，「点滴」は72.4％に増加（平成17年68.1％，平成11年67.3％）しつつある。

(11) RQ11：分娩時胎児心拍数の観察と対応は？

今回の Clinical Question 基準の「医療者・施設によりばらつきのある医療行為」であり，安全性に関するリスク管理のためRQに挙げた。CTGモニタリングによる胎児心拍陣痛の監視については，すでに日本産科婦人科学会/日本産婦人科医会編集・監修『産婦人科診療ガイドライン―産科編2011』の推奨が出されている。しかし，CTG連続モニタリングは産婦の自由度を制限し快適性を損ねるため，施設によっては間欠的な胎児心音の聴取が行われている。本ガイドラインは，正常経過中のローリスク産婦に対する間欠的聴取について，補完・補強するものである。WHOの59カ条で「明らかに有効で役に立つ推奨されるべきこと」の第12項（断続的な聴診によって胎児の監視を行うこと）に挙げられている。

CTGの必要性の説明を受けなかった人は，そうでない人に比べ分娩および全体的な満足度が有意に低かった。日本で産科医療補償制度が平成21年に開始してから，本研究班の全国調査では，連続CTGまたは頻回のCTGは39.0％（平成17年51.9％，平成11年46.6％）とやや減少しているが，CTGの間欠的装着は36.4％（平成17年22.8％，平成11年23.4％）と，使用率が増加している。

(12) RQ12：新生児の蘇生と搬送は？

今回の Clinical Question 基準の「医療者・施設によりばらつきのある医療行為」であり，安

全性に関するリスク管理のため RQ に挙げた。本ガイドラインが対象とする正常からボーダーラインの新生児に対する，第 1 次分娩施設での安全確保の予防的な処置として，新生児の蘇生，および新生児の搬送基準が必要とされる。また，第 1 次分娩施設で把握すべきハイリスク妊娠，新生児の搬送基準，母子分離された場合の支援についても検討した。

　Intervention/Exposure は「トレーニングを受けている人が居る」とする。医師・助産師の basic なトレーニングが必要であることは明らかである。専門医制度を進めていくうえでもトレーニングは今後位置づけられるであろうし，各段階のトレーニングカリキュラム作成がされている。日本助産師会などでも取り入れれば，レベルアップにつながる。

(13) RQ13：母乳育児の支援は？

　産後の満足度，および全体的な満足度とのロジスティック解析で抽出された「生後 1 カ月時の栄養法」「産後の乳房トラブル」「産後の母親の問題：母乳量の心配」に関する RQ 項目。

　生後 1 カ月時点で，混合栄養だった人は，母乳のみの完全母乳の人に比べ産後の各期の満足度が有意に低かった。すなわち，完全母乳の人は混合栄養の人よりも産後の満足度が高かった。しかし，人工栄養の人は完全母乳の人に比べて満足度が高かった。

　退院後，母乳のトラブルのある人は，そうでない人に比べ産後の満足度が有意に低かった。母乳量が足りているか心配（母乳不足感）な人は，そうでない人に比べ全体的な満足度が有意に低かった。

(14) RQ14：早期母子接触の支援は？

　分娩時および産後の満足度とのロジスティック解析で，異常なしのサブグループにおいて抽出された「出生直後の児との面会」「早期母子接触」関する RQ 項目。

　産後の各期の満足度とのロジスティック解析で抽出された「早期授乳」に基づいた RQ 項目である。

　分娩直後に希望する形での児との面会をした人は，そうでない人に比べ分娩時の満足度が高かった。分娩後に児を抱いた時期が歩行開始後，または翌日であった人は，分娩後 1 時間以内に抱いた人に比べ産後の満足度が有意に低かった。しかし，分娩後 2 時間以内に児を抱いた人は，分娩後 1 時間以内に抱いた人と産後の満足度は有意差が無かった。すなわち，分娩後 2 時間以内に児を抱くことは，それ以降の抱っこよりも，産後の満足度が有意に高かった。

(15) RQ15：産後の育児に向けた退院時の支援は？

　分娩時および全体的な満足度とのロジスティック解析で抽出された「退院後の母親の問題」「退院後の児の問題」「退院後の育児環境の問題」「産後 1 カ月間，育児の相談をした人，その結果解決できたか」に関する 11 項目を包括した RQ 項目。

　退院後，母親が睡眠不足で疲労，育児に自信がない，乳房のトラブル，出血や悪露，会陰の痛み（異常なしの人）の心配事がある人は，そうでない人に比べ産後の満足度が有意に低かった。

　児の問題では，皮膚の心配事，育児の仕方を確認したい，と答えた人は，そうでない人に比べ産後の満足度が有意に低かった。児が泣いてばかり（夜泣き含む）で困った人は，そうでない人に比べ全体的な満足度が有意に低かった。

　育児環境について，夫や家族の協力が得られない，相談できる場所や専門の人が無かった人は，そうでない人に比べ産後の満足度が有意に低かった。退院後，育児の相談を助産師にした人は，家族を含むその他の人に相談した人に比べ，その結果解決した人は，そうでない人に比べ産後および全体的な満足度が有意に高かった。

4）エビデンスの収集（文献検索方法等）

「Ⅳ．資料編」資料 1．エビデンスの収集と文献検索の 1)概要の項を参照。

5）補完する文献の再度選定

エビデンス文献の選定基準は，前回のガイドラインと同様，主として RCT，SR（システマティック・レビュー）とし，RQ によっては比較研究，疫学研究とした。一方，英語と日本語以外の言語，および動物実験は除外した。

6）各文献に対して構造化抄録作成

7）文献にエビデンスレベル（EL）を付ける

表 2 参照

8）推奨（Recommendation）グレードの案を分担作成

推奨グレードは「GRADE method」に準拠した（表 2）。

9）推奨（案）RQ を班会議で討議，決定

D．方法 3)リサーチクエスチョンの項で前述した通り，ロジスティック解析の最終結果（表 1）を基に，RQ を最終的に決定した。平成 24 年 1～4 月まで毎月の班会議で，分担作成した推奨（Recommendation）の案について，各 RQ の改訂内容，または新しい RQ の本体（案）の修正と討議を重ね，推奨（案）を決定した。

10）推奨（案）の決定後，公開意見収集

「周産期の広場」のホームページ，分担研究者の大阪大学のホームページ，周産期医学，および助産雑誌（医学書院）に公告掲載し，2012 年 6 月 20 日～9 月末まで公募を行った。さらに，周産期医療者（新生児科医）関係，母乳関係の会，母親・育児関係の任意団体においてもメーリングリストで意見応募を行った。

その結果，11 件のパブリックコメントが寄せられた。その後の班会議で，これらの意見に関する討議を行って必要な修正を加え，パブリックコメントに対する回答についても検討した。

以上の過程を経て，推奨を最終決定した。

表 2．エビデンスレベルと推奨グレード

エビデンスレベル

研究デザインと質	非常に質が高く，そのまま利用可能な研究	利用可能だが，少し注意が必要な研究	質やその他の理由で利用不能な研究
ランダム化比較試験あるいはランダム化比較試験のシステマティック・レビュー	1++	1+	1−
非ランダム化比較試験あるいは分析的疫学研究	2++	2+	2−
事例研究，症例報告あるいは学会などからの専門家の意見	3++	3+	3−

推奨グレード（根拠になる情報の確かさと，重要度を示す）

根拠の強さ	
A	科学的根拠があり，行うよう強く勧められる
B	科学的根拠があり，行うよう勧められる
C	科学的根拠はないが，行うよう勧められる
	根拠の強さが「−」の場合は推奨策定の上では参考にしない

11）外部評価

昭和大学医学部産婦人科教室 岡井 崇教授（日本産科婦人科学会副理事長）に，本ガイドラインの内容（contents）に関して評価を受け，推奨等 6 箇所の小修正を行った．また，国立成育医療研究センター・研究所成育政策科学研究部 森臨太郎部長（ガイドラインの専門家，新生児科医）に，ガイドラインの国際基準 AGREE II に照らした評価を受けた結果，Overall Quality of the Guideline の Rate は 1～7（Highest possible quality）のうち "6" であった．

12）次回の改訂手続き

(1) 改訂予定時期：平成 30 年（2018 年）

(2) 改訂方法：厚生労働科学研究費（予定であり獲得は不明）により，平成 29 年に妊娠出産に関わる全国調査を行う予定である．今回と同様に，母親調査の全国調査データに基づいて，周産期医療やケアの現状，母親の満足度やニーズを把握する．

(3) 改訂を考慮する基準：今回の改訂と同様に行う予定である．妊娠・出産・産後の満足度と関連のある変数で，かつ医療行為や介入の変数を中心に RQ を選定する．これに基づいて RQ の改訂，または新しい RQ を設定する．さらに，改訂時期に多数が導入しているが検証するべき診療行為，診療者・施設によりばらつきのある診療行為についても，RQ の設定または改訂を行う予定である．

E 結　果

「II. 推奨」を参照されたい．なお，本書では紙面の都合上，各 RQ の構造化抄録を省略し，「III. 構造化抄録のまとめ」でエビデンス文献を総括して記述した．各 RQ の推奨，背景，研究の概要，議論・推奨への理由（安全面を含めたディスカッション）はガイドラインの原文通りに記述した．

F 研究の限界と今後の課題

本ガイドラインは妊産婦のニーズ（満足度）を反映させた，原則として正常経過中のローリスクのガイドラインである点が特徴である．

本研究では満足度との統計的な関連を用いて妊産婦のニーズとしているが，「快適で安全な妊娠出産のための～」の「快適性」の明確な定義は確立していない．妊産婦からみた「いいお産」とは妊産婦自身が出産体験を肯定的に捉えられる出産，子育てや次の妊娠に対する前向きな取り組みにつながる出産と定義され，安全で，安心，快適な出産（大切にされた実感，主体性や個性の尊重，家庭的でリラックスできる出産環境），満足な出産（達成感のある納得できる出産），の要素が関係しているという調査報告がある（杉本充弘：「いいお産の普及」推進に関する研究，こども未来財団報告書，平成 22 年度）．

本研究の全国調査によれば，①妊産婦の意思や希望を尊重してくれた（主体性），すっかり安心できた，十分尊重された（大切にされた）と感じた，心配事が解決できる状況等，精神的な心地よさ・安心（パブリックコメントでは "幸せな感じ" とでもいうべきとの意見），②産痛緩和や自由な体位をとれる，身体のトラブルがない等，身体的な心地よさ・安楽，③妊娠経過や分娩経過および CTG の必要性の説明があり理解できる等，自分の身の安全に関わる説明と理解・納得，④RQ には非該当であったが（表 1）妊娠や分娩経過（の帰結ではあるが）に異常がないこと（幾つかの手術処置では満足度の低下と関連），が，妊娠出産の満足の規定因子となっていた．これらは妊娠出産の「快適性」，すなわちお産の QOL を高める因子と考えられる．そ

のためには，信頼関係のあるコミュニケーション，母子が大切にされたと感じる対応，心身の安楽，安全性を担保しつつ，正常に経過させるケアが今後さらに求められる。

ガイドラインは周産期医療や出産環境の変化，社会や対象者のニーズの変化に伴い，通常3～5年毎に改訂する必要がある。そこで，産後1ヵ月の母親を対象として行った全国調査に基づいて平成18年に初めて開発した本ガイドラインを，今回の調査結果と新たなエビデンス文献を加えて討議し，改訂を行った。

1）本ガイドライン改訂の経過

今回の改訂では，安全性に関するリスク管理のためRQ9～RQ12は前回と同様に挙げているが，本研究班の班会議で討議の結果，安全性を前提としたガイドラインであることを明示するためにガイドラインのタイトルに「安全な」の一語を挿入した。

平成23年の全国調査に基づいて，各満足度とのロジスティック解析の結果，RQ1～RQ8，RQ14は前回とほぼ同様に抽出された。今回の調査では，母乳育児，および産後の母子の問題が産後の満足感と関連があることが明らかになった。そこで，RQ13の「出生時の口腔内吸引」については新生児蘇生法のガイドラインや講習会で普及したため，「母乳育児」に入れ替えた。新たにRQ15「産後の育児に向けた退院時の支援」を設定した。

2）本ガイドラインの限界

退院後の母子における育児の問題への対応について質の高いエビデンス文献は見当たらず，標準的で具体的な育児に関する退院支援を推奨に提示するには限界があった。

快適で安全な妊娠出産のためのガイドラインは，それを提供するために最低限必要なマンパワーとシステム等の体制についての具体的な提言が必要とされる。しかし，本ガイドラインでは，各推奨に掛かる費用便益や，これらマンパワーに関わる医療経済に関しては検討していない点に限界がある。

3）今後の課題

平成18年に初めて開発した本ガイドラインが掲載されている「Minds」のホームページ，意見公募で開設したホームページ，意見公募した「周産期の広場」等に，改訂版の本ガイドラインを更新し，継続して公開する予定である。また，本ガイドラインを一般向けに平易な日本語に翻訳した普及版「Mindsガイドラインやさしい解説」も更新する予定である。

今後の課題は臨床での普及が一番の課題であり，様々な普及方法の検討が必要である。本ガイドラインはエビデンスの高い推奨が多いため，臨床の専門家向けに「科学的根拠に基づく快適で安全な妊娠出産のためのガイドライン2013年版」書籍版を発行した。臨床にガイドラインを普及させることによって，「周産期医療の質」を上げ，将来的には，周産期医療に関する質指標（Quality Indicator）の構成要素に発展することが期待される。

G 結　論

母親調査から抽出された，女性にとって満足なお産の指標が，臨床での医療上の問題点と合わせてガイドラインのRQとして選択された。母親や周産期医療現場の変化する状況に対応して，今後も5～6年毎（理想的には3年毎）に改訂することにより，社会のニーズに対応する医療現場の支援として役立つことが期待される。

H 利益相反

本研究は平成23～24年度厚生労働科学研究費（分担研究者：島田三恵子）に拠り行ったものであり，利益相反はない。

II. 推　奨

RQ 1　妊産婦の要望とリスクを考慮した分娩施設の対応は？

推奨

　第1次分娩施設（診療所，助産院）では，安心させるコミュニケーション，同じ医師による継続的な診療，助産師による継続ケア，産痛緩和や分娩体位の工夫などのケアが多く，医療介入が少なく，妊娠期から産後のケアへの満足感が高い。妊産婦の要望と分娩施設の特性を活かした選択ができるよう，分娩施設は自施設の特徴を十分説明する。　　［推奨の強さ B］

　安全性と周産期医療全体の観点から，第1次分娩施設の医療担当者はリスクを適切に判断して，高次医療機関へ紹介する。第1次分娩施設におけるリスクの判断方法はリスクスコア[1)-3)]（中林班）を参考にする。　　［推奨の強さ B］

　一方，異常経過やリスクのある妊産婦は病院を選択する傾向がある。高次医療機関は，安全性に十分配慮したうえで，リスクがあっても工夫をし，出来ることから努力して満足度を上げる。高次医療機関は，満足度の低い項目のうち，コミュニケーション（対応，経過説明，意思尊重，安心），産痛緩和，助産師によるケアや分娩介助，母子同室，母乳育児支援，リスクによっては終始自由姿勢，夫や家族の立ち会い，早期母子接触・授乳などを再考する。

　　［推奨の強さ B］

● 背　景

　母子にとって安全で安楽な出産のための医療サービスを提供されるには，妊産婦が精神的に安心し，自信が持て，身体的にもリラックスできる環境で分娩が取り扱われる必要がある。妊産婦の生活圏内により身近な場所で，信頼関係が形成されている医療者によるケアを受けることが可能な医療体制が重要である。

● 研究の概略

　RQ1・RQ3検索式（第IV章表7参照）により追加検索を行い，2001年（医学中央雑誌2003年）以降のCS，CCT，RCT，SR，GLで，MEDLINE 122件，CINAHL 19件，CDSR 5件，DARE 10件，CCTR 15件，TA 5件，EE 10件，医学中央雑誌18件の結果を得た。これをスクリーニングした結果，3件のエビデンス文献を採用した。検索外の追加文献1件，前回採用の文献3件のうち引き続き採用した2件と合わせて，本研究では合計6件のエビデンス文献を採用した。

● 研究の内容：エビデンス文献

1. 厚生労働科学研究平成23年度分担研究報告書. 母親が望む安全で満足な妊娠出産に関する全国調査.
2. Birthplace in England Collaborative Group, Brocklehurst P, Hardy P, Hollowell J, et al. Perinatal and maternal outcomes by planned place of birth for healthy women with low

risk pregnancies: the Birthplace in England national prospective cohort study. BMJ 2011;343:d7400.
3. Evers AC, Brouwers HA, Hukkelhoven CW, et al. Perinatal mortality and severe morbidity in low and high risk term pregnancies in the Netherlands: prospective cohort study. BMJ 2010;341:c5639.
4. van der Kooy J, Poeran J, de Graaf JP, et al. Planned home compared with planned hospital births in the Netherlands: intrapartum and early neonatal death in low-risk pregnancies. Obstet Gynecol 2011;118(5):1037-46.
5. Hodnett ED, Downe S, Edwards N, et al. Home-like versus conventional institutional settings for birth. Cochrane Database Syst Rev 2005;(1):CD000012.
6. Waldenstrom U, Nilsson CA. Women's satisfaction with birth center care: a randomized, controlled study. Birth 1993;20(1):3-13.

● 科学的根拠（文献内容のまとめ）

　日本では第1次分娩施設は診療所，助産院，第2次医療機関は一般病院，第3次医療機関は高度な専門的医療機関である。海外の産科施設は病院出産，バースセンター（院内助産院），院外助産院（midwife-lead unit），自宅出産に分類される。したがって，海外の科学的根拠は日本の在り方に直接適用できない。

　欧米では，地域の診療所は主に外来診察のみ行い，分娩は病院施設で行われる。そのため，第1次分娩施設の文献は院内助産院か家庭分娩がほとんどである。RQ7で挙げたオーストラリアの地域のクリニックにおける助産師と医師のチームによる継続ケアのRCTでも，分娩は病院へ同伴して行っている。アジアやアフリカの文献は検索で抽出されなかった。したがって，診療所で分娩を取り扱っているのは日本の周産期医療の特徴であろう。

　今回の日本の全国調査では，妊娠～お産の全体的満足感，妊娠中のケアの満足感，分娩時のケアの満足感，産後ケアの満足感，および再び同じ施設で分娩をしたい希望（再来希望）が第1次分娩施設の方が高次医療施設よりも高いと報告された。

　Brocklehurstら（2011）は，英国NHSの4種分娩施設で分娩した64,538人のうち，家庭分娩や助産ユニットでの分娩は産科ユニットよりも医療介入が少なく，経産婦では周産期の異常発生に差が無いが，初産婦では産科ユニットよりも周産期の臨床結果が悪く，搬送率が高いと報告している。

　Kooyら（2011）は，オランダの約68万人のローリスク女性の周産期登録のデータから，周産期死亡は，ローリスク女性の家庭分娩と病院分娩との有意な差が認められないが，リスク群〔small-for-dates（SFD）児，早産，低アプガースコア等〕の新生児死亡はやや高い（調整オッズ比1.05）と報告されている。

　Eversら（2010）は，オランダの37,735人のうち，初産婦は経産婦よりも，また助産師が管理する第1次分娩施設で分娩開始した新生児の方が，医師の管理する第2次分娩施設よりも（交絡因子を排除していないが）周産期死亡率が有意に高いと報告している。

　Hodnettら（2005）は，RCTのシステマティック・レビューでは文献によって指標が異なるが，家庭的な雰囲気の分娩環境（院内助産院）は胎児心音の異常，硬膜外麻酔，仰臥位分娩，および会陰切開が減少し，自然分娩，会陰裂傷，母乳栄養，退院後の母乳栄養が増加し，産後の評価や再来希望が従来通りの病院ケアよりも有意に高かったと報告している。陣痛誘発，陣

痛促進，分娩第1期遷延，分娩第2期遷延，器機を使用した分娩，帝王切開分娩，産後出血，新生児仮死，周産期死亡等に有意差は認められなかった。家庭的な雰囲気の分娩環境での分娩は，出産の安全を損なわずに医療介入を減らし，母親の満足を増加させる。

スウェーデンでのローリスク妊産婦を対象とした，院内バースセンターと医師による従来の標準的なケアの比較研究では，満足度，再来希望，CTG（cardiotocogram＝胎児心拍数陣痛図）の使用頻度に関して，日本の全国調査と類似した結果であった。

● 議論・推奨への理由（安全面を含めたディスカッション）

日本では，分娩の46.7％が診療所，1.2％が助産院，合計48％がプライマリ施設で行われている。各施設の対象のリスクに差があるため一概に比較できないが，妊娠期や分娩期の満足度，および妊娠期から産後までの全体的な満足度が，助産院が最も高く，次いで診療所，一般病院，大学病院の順に高かった。このことは，妊産婦にとって身近な第1次分娩施設でより満足な周産期の医療ケアを受けられることを示唆している。また，産科医不足による分娩施設の閉鎖に伴い，第2・3次周産期医療機関への集約化による妊産婦の過剰集中が懸念されている。そのため，高次医療機関の周産期医療者も過重労働となることが推測される。したがって，快適で満足なお産をするためには，また周産期医療の供給体制全体を考えるうえでも，ローリスクの妊産婦は出来るだけ地域の第1次分娩施設で出産することが勧められる。女性にとっても，自分の生活圏内に在るかかりつけの第1次分娩施設（または一般病院）での分娩を可能にする出産環境の整備が望まれている。

一方，第1次分娩施設では，妊娠・分娩のリスクに応じた医療施設で必要な医療を適時に提供することが，安全性と周産期医療全体を考えるうえで重要である。第1次分娩施設の医療者は「妊婦リスクスコア」[1)-3)]を参考にして，リスクを適切に判断して高次医療機関へ紹介することが勧められる。それでも予想外の事態が起こることは考えておかなければならないが，ハイリスクと判断される状態になった時に，いつでも胸を叩いて受け入れる高次産科施設があるということも，この第1次分娩施設での出産を担う産科医・助産師にとって，余裕を持って（ということは，冷静に，適切に）妊産婦のアセスメントが出来る診療環境を作ることになると考える。また，リスクに限らず，NICUを有する高次分娩施設との連携により，日常的に継続的に双方の風通しを良くすることが望まれる。

助産院は満足度が最も高いが，今後さらなる増加は見込めない。そこで，一般病院やハイリスクの高次医療機関でも工夫して，満足度の低い項目や，リスクがあっても出来ることから（例：説明，対応など第1次分娩施設のようなケア）努力して実行し，満足度を上げることが勧められる。高次医療機関において満足度の低い項目のうち，コミュニケーション（良い対応，出産費用や経過説明，意思尊重，気持ちの理解，安心させる），母子同室，母乳量など母乳育児支援，同じ助産師による継続ケア，退院後も医療者に相談できること等，可能な項目から工夫を始めることが勧められる。リスクによっては，終始自由姿勢や早期授乳を促し，娩出時仰臥位や会陰切開を再考することも必要であろう。

上記の他に施設選択理由の「評判が良い」「対応が良い」「お産のやり方」に関連する内容である，夫やその他の人（上の子等）の付き添い・立ち会い，産痛緩和と統計的に関連する出産直後の母子対面，助産師による継続ケアや分娩介助の実施率を上げることが望まれる。

また，妊娠・分娩・産後のケアの評価には，女性の満足感や安全面だけでなく，経済面（人材の配置と効率的な医療体制，マンパワー）なども今後検討することが必要である。

文献

1) 中林正雄. 産科領域における安全対策に関する研究. 平成16年度厚生労働科学研究費補助金医療技術評価研究事業総括・分担研究報告書, 2005
2) 中林正雄. 周産期医療のシステム化と妊娠のリスク評価. 臨婦産 2006;60(7):943-7.
3) 久保隆彦, 加藤有見, 川上香織, ほか. 妊娠リスクスコア. 臨婦産 2006;60(7):948-53.

RQ 2　分娩期に医療者以外の付き添い（立ち会い）は？

推奨

　分娩期に医療者以外の夫などによる付き添いや立ち会い分娩では，体位や産痛緩和，早期接触・授乳などのケアが多く提供され，鎮痛薬の使用など医療介入が少ない。また，産婦を独りにしないことにより満足度が上がる。

　したがって，母子が心身共に安楽で満足な出産を迎えるには，産婦が希望すれば，どの施設も，夫や家族の立ち会い分娩を受け入れ，出産環境を整える。その結果は，母子接触・早期授乳，1ヵ月時の母乳哺育率にも有益となる。　　　　　　　　　　　　　　[推奨の強さ B]

● 背　景

　わが国では，1960年代に精神的産痛緩和法としてラマーズ法が導入されたのに伴い，夫立ち会い分娩が徐々に広まった。分娩中に産婦が独りになることは不安と緊張が増強し，分娩結果にも影響を及ぼすとされている。

● 研究の概略

　RQ2検索式（第Ⅳ章表8参照）により追加検索を行い，2001年（医学中央雑誌2003年）以降のCS, CCT, RCT, SR, GLで，MEDLINE 50件，CINAHL 51件，CDSR 8件，DARE 7件，CCTR 14件，TA 1件，EE 8件，医学中央雑誌30件の結果を得た。これをスクリーニングした結果，1件のエビデンス文献を採用した。検索外の追加文献1件，前回採用の文献2件のうち引き続き採用した1件と合わせて，本研究では合計4件のエビデンス文献を採用した。

● 研究の内容：エビデンス文献

1. 厚生労働科学研究平成23年度分担研究報告書. 母親が望む安全で満足な妊娠出産に関する全国調査.
2. Plantin L, Olukoya AA, Ny P. Positive health outcomes of fathers' involvment in pregnancy and childbirth paternal support: a scope study literature review. Fathering 2011;9(1):87-102.
3. Campbell D, Scott KD, Klaus MH, et al. Female relatives or friends trained as labor doulas: outcomes at 6 to 8 weeks postpartum. Birth 2007;34(3):220-7.
4. Hodnett ED, Gates S, Hofmeyr GJ, et al. Continuous support for women during childbirth. Cochrane Database Syst Rev 2012;10:CD003766.

● 科学的根拠（文献内容のまとめ）

＜陣痛室での医療者以外の付き添い＞

　日本では1965年以前は自宅分娩が主流で，夫，親，上の子どもなど家族に囲まれて分娩していた。その後，施設内分娩の増加に伴い，家族と離れた分娩室で出産をするようになった。日本ではLDR[*1]が普及していないため，諸外国とは異なり，分娩第1期を陣痛室で過ごし，第2期頃に分娩室に移動する施設が多い。

　今回の2013年の全国調査では，陣痛室での付き添いは夫63％，親31％，その他の人6％，誰も居ない13％で，プライマリ施設ほど付き添いが多い。夫の付き添いは前回調査を行った

2006年の58%から70%に有意に増加し，誰も付き添いの無い割合は25%から14%に有意に減少した．特に，大学病院および一般病院でこの改善傾向が顕著であった．夫が付き添った産婦では医療処置の実施率が有意に低く，助産ケア実施率が有意に高く，また分娩中特に異常なく正常分娩の割合が高かった．誰も付き添いが居なかった産婦では医療介入および臨床結果に差は無く，助産ケアの実施率が有意に低い．しかし，異常ではない場合に家族などが付き添えた可能性も考慮すべきである．

＜分娩室での立ち会い＞

立ち会い分娩は夫53%，親12%，その他5%，誰も居ない41%であった．経腟分娩では各々59%，12%，5%，36%で，プライマリ施設ほど立ち会い分娩が多く，夫の立ち会いは前回調査の39%から59%に有意に増加し，誰も立ち会いの無い割合は56%から36%に有意に減少した．特に，大学病院および一般病院でこの改善傾向が顕著であった．経腟分娩で立ち会いの居ない理由は，産婦が希望せず50%，立ち会うべき人が多忙14%，立ち会うべき人が希望せず11%で，医療者側の理由は10%に半減した．経腟分娩で夫が立ち会った産婦では，点滴と剃毛が有意に低く，終始自由姿勢，仰臥位分娩，産痛緩和，1時間以内の母子接触・早期授乳の助産ケア実施率が有意に高かった．夫以外の立ち会いの場合には，立ち会う人により医療介入の差が特に認められなかった．誰も立ち会いが居なかった産婦では，点滴，剃毛，仰臥位分娩が有意に多く，仰臥位以外の体位の勧め，終始自由姿勢，産痛緩和，1時間以内の母子接触・早期授乳，および入院中補足母乳のみ，の助産ケア実施率が有意に低かった．臨床結果は夫が分娩に立ち会った産婦では分娩中特に異常無く正常分娩で，1ヵ月時の母乳哺育率が有意に高い．

立ち会いの有無による臨床結果は外国のRCTでも同様の結果が報告されている．分娩中の立ち会いにより，帝王切開分娩，吸引鉗子分娩の頻度が有意に減少し，自然経腟分娩が増加し，鎮痛薬の使用頻度は有意に減少した．この効果は医療者よりも医療者以外の立ち会いによる効果が高い傾向にあった．また，分娩の有効陣痛開始の早期から支援することによってポジティブな分娩結果となる．新生児に関する影響や，長期の観察結果に関してはほとんど報告がなされていなかった．

用語解説

＊1　LDR：
陣痛分娩回復室＝Labor Delivery Recoveryの略で，陣痛開始から，分娩，さらに分娩後2時間程度の回復までの時期を同じ部屋で過ごす分娩室．

＊2　ドゥーラ効果：
ドゥーラとは，妊産婦やその家族を支援する，出産経験のある女性を指す．北米では，新しい職業としてのドゥーラが組織的に広まっている．助産師や看護師，夫や家族がそばに付き添ってドゥーラの役割を果たすこともできる．ドゥーラに付き添われた出産は，医学的処置の減少，分娩時間の短縮，産婦の満足度などの心理面への効果，母乳育児率の上昇，母子の絆が強くなるなど，広い効果が，比較対照実験研究（Sosa R, Kennell J, Klaus M et al. N Engl J Med 1980; 303(11):597-600.）やその後の研究でも実証されている．このような心因効果を，ギリシャ時代に同様の役割を持っていた女性（doula）になぞらえてドゥーラ効果という．

● 議論・推奨への理由（安全面を含めたディスカッション）

　日本では，男性が分娩に立ち会うことができるが，産婦である女性の半数，夫を含む立ち会うべき人の1割が，分娩立ち会いを希望していないことが特徴である。しかし，医療者側の都合で立ち会い分娩ができなかった産婦で分娩時のケアに満足した割合は，全体で58％に対し，44％と低かった。

　臨床結果に関しては，付き添いや分娩立ち会いによって異常が少なく正常に経過したとは単純に解釈はできない。異常が無いため付き添いや分娩立ち会いが可能となり，医療介入が少なかったと推測される。しかし，夫による付き添いや立ち会い分娩では体位や産痛緩和，早期母子接触・授乳などの助産ケアが多く提供され，鎮痛薬の使用など医療介入が少ない出産環境の指標となり得る可能性を示唆している。分娩中の産婦が独りになること無く精神的な安定（ドゥーラ効果[*2]）をもたらすことで出産に対して積極的かつ前向きになり，その結果，産婦の希望による帝王切開術が減少し，自然分娩が増加することも考えられる。

　したがって，妊産婦と夫や家族が希望すれば，どの施設においても立ち会い分娩を受け入れ，心身共に安楽で満足な出産を母子で迎えられるよう支援するべきである。その結果，母子接触・早期授乳，1ヵ月時の母乳哺育率にも有益である。

RQ 3　助産師のケアは？

推奨

産婦が助産師のケアを自由に選択できる状況を確保する。　　　　　　　　　[推奨の強さ B]

妊娠中のバースプランや，退院後の育児の相談を助産師が担当する。　　　　[推奨の強さ B]

分娩直接介助を助産師が行うことは，マッサージ等による産痛緩和で満足度が上がり，自然分娩の割合が増え，会陰切開，点滴などの医療介入の割合が減ることを認識する。
　　　　　　　　　　　　　　　　　　　　　　　　　　　　　　　　　　[推奨の強さ B]

分娩介助者が助産師である場合，助産師は医師にいつでも連絡報告できることが重要である。また，助産院での安全確保のための取り扱い基準，適応リスト，および異常時対応のガイドライン[1)2)]（池ノ上班）を遵守する。　　　　　　　　　　　　　　　　[推奨の強さ A]

● 背 景

医師との協働のもとで，母児の安全を守るための適切な医療処置や，産婦が主体的に出産する姿勢を尊重した，安全で満足な妊娠出産ケアが行われる。さらに，産婦の産む力を最大限に引き出し，妊娠や分娩を正常に経過させるために心身のケアや生活を整えることが重要である。このような自然分娩への援助は助産師が居ることによって提供される。

● 研究の概略

RQ1・RQ3検索式（第Ⅳ章表7参照）により追加検索を行い，2001年（医学中央雑誌2003年）以降のCS，CCT，RCT，SR，GLで，MEDLINE 122件，CINAHL 19件，CDSR 5件，DARE 10件，CCTR 15件，TA 5件，EE 10件，医学中央雑誌18件の結果を得た。これをスクリーニングした結果，3件のエビデンス文献を採用した。検索外の追加文献1件，前回採用の文献5件のうち引き続き採用した3件と合わせて，本研究では合計7件のエビデンス文献を採用した。

● 研究の内容：エビデンス文献

1. 厚生労働科学研究平成23年度分担研究報告書．母親が望む安全で満足な妊娠出産に関する全国調査．
2. Hatem M, Sandall J, Devane D, et al. Midwife-led versus other models of care for childbearing women. Cochrane Database Syst Rev 2008;(4):CD004667.
3. Bernitz S, Rolland R, Blix E, et al. Is the operative delivery rate in low-risk women dependent on the level of birth care? A randomised controlled trial. BJOG 2011;118(11):1357-64.
4. Law YY, Lam KY. A randomized controlled trial comparing midwife-managed care and obstetrician-managed care for women assessed to be at low risk in the initial intrapartum period. J Obstet Gynaecol Res 1999;25(2):107-12.
5. Hundley VA, Cruickshank FM, Lang GD, et al. Midwife managed delivery unit: a ran-

domised controlled comparison with consultant led care. BMJ 1994;309(6966):1400-4.
6. Turnbull D, Holmes A, Shields N, et al. Randomised, controlled trial of efficacy of midwife-managed care. Lancet 1996;348(9022):213-8.
7. National Collaborating Centre for Women's and Children's Health(UK)(Eds.). Intrapartum Care. Care of healthy women and their babies during childbirth. London. RCOG Press, 2007.

● 科学的根拠（文献内容のまとめ）

　日本ではLDRが普及していないため，諸外国とは異なり，分娩第1期を陣痛室で過ごし，第2期頃に分娩室に移動する施設が多い。本研究班の日本の全国調査で，分娩第1期に陣痛室で，家族以外に最も長く産婦の傍に居たのは助産師であり，産婦の満足度も高かった。陣痛室で医療者が十分傍に居て安心した産婦は分娩時のケアの満足度が高かった。反対に，陣痛室で傍に誰も医療者が居なかった産婦は満足度がその1/2程度と低かった。

　本研究班の全国調査および海外のRCTによれば，助産師が分娩介助等を担当したローリスク産婦では，静脈内持続点滴，陣痛誘発・促進，連続CTG，浣腸，剃毛，会陰切開，硬膜外麻酔等の医療介入が，産科助産師の分業チームまたは産科医によるローリスクの対照群よりも少なかった。一方，産痛緩和，終始自由な姿勢，仰臥位以外の娩出体位，立ち会い分娩，1時間以内の母子接触・早期授乳など産婦へのケアは助産師が担当した産婦の方が有意に多かった。臨床結果は，児心音異常，出血，分娩遷延，分娩様式は両群に有意な差はみられなかった。微弱陣痛，および会陰裂傷は同等か，助産ケア群の方がやや少ない。新生児の状態は，児のアプガースコア，保育器の収容，胎児仮死によるNICU収容は両群に有意差はみられないが，助産師ユニットの方が新生児の罹患率が増加したとの報告もある。したがって，母体の臨床結果からみる限りでは，助産師による分娩介助の安全性を否定する証拠は認められなかった。産婦の満足度は，ここで挙げた全ての研究で助産師ケアグループの方が高かった。

● 議論・推奨への理由（安全面を含めたディスカッション）

　陣痛室で，家族の他に医療者が居ると満足感が高くなることから，可能な限り産婦の傍に医療者が居ることが満足なお産にとって望ましい。しかし，実際には現場では複数の産婦を受け持つことがあるので，1人の産婦の傍に医療者がずっと付き添うことは，助産院以外の施設では，時間的にも人員的にも難しい。そのため，頻回に産婦の顔を見に陣痛室に行くこと，産婦が独りにされた感じを抱かないように顔を見て声をかけるなどの対応をすることが必要である。

　ローリスク妊産婦の場合，助産師が担当する周産期ケアは産科医主導のケアグループよりも医療介入が少なく，安楽なケアが多くて満足感が高いが，分娩様式や臨床結果に差が無かったことから，「その安全性を担保出来るか」については本研究の調査結果とRCTのデータによって確認された。助産師は「快適で，満足出来るケア」を提供出来るだけでなく，「現在の医療レベルに合致した妊娠・分娩の状態の評価」が出来なければならない。このスキルをどのようにして確保するかは大切で，助産師養成をどのようなカリキュラムの下で行うかの検討が必要である。

　母体の安全性には関しては，ローリスク妊産婦の場合は医師が担当する場合とあまり差が無いが，新生児の臨床結果に関しては研究結果の評価が分かれている。したがって，助産師のみで担当する場合，産科医がいつでも駆けつけ医療介入出来るという条件は必須と思われる。院

内または院外で，助産師のみで診察とケアを行う際には，対象を「助産所における適応症リスト」で提言されたローリスクまたは正常範囲内の妊産褥婦に限定すること，さらに「正常分娩急変時のガイドライン」（青野班）[1]を遵守して，安全を最優先に確保し，実践すべきである。また，必要に応じて産科医または新生児科医が立ち会うか，嘱託医療機関等への搬送をスムーズに行える緊急時の対処手順を整備して，母子の安全性を担保することが最も重要である。母子の安全性の確保を前提条件として，リスクの少ない女性の妊娠出産時のケアを助産師が行うことにより，より快適で満足な分娩を支援できる。

文献・参考資料

1) 青野敏博，ほか．助産所における安全で快適な妊娠・出産の確保に関する研究―正常分娩急変時のガイドラインの作成（助産所），平成14年度厚生労働科学研究（子ども家庭総合研究事業）報告書（第10/11），11-82,2003.
2) 上田隆．『正常分娩急変時のガイドライン』の検討―「助産所における安全で快適な妊娠・出産の確保に関する研究」のガイドラインを読む（総論），助産師 2004;58(1):6-11.
3) 前田和寿，上田隆，竹内美恵子，ほか．『正常分娩急変時のガイドライン』の検討―産科・小児科医の立場から，助産師 2004;58(1):12-7.
4) 岡本喜代子．助産所における安全で快適な出産環境をいかに確保するか―第45回日本母性衛生学会学術集会シンポジウムⅢ―日本助産師会の取り組みについて，母性衛生 2005;46(1):29-33.

RQ 4　分娩中の体位は？

推 奨

　分娩第1期において，胎児の安全性が確保できるのであれば，産婦ができるだけ拘束の無い自由な姿勢で過ごせるように配慮する。
【推奨の強さA】

　また，CTGを装着する場合は，胎児の健康状態を精度高く捉えられることを前提として，一定の体位の保持がなぜ必要であるかを説明する。
【推奨の強さA】

　さらに産婦が同一体位を保持しなければならない場合に，苦痛を取り除く工夫（クッションなどの補助具の使用）を行う。
【推奨の強さB】

　座位分娩やフリースタイル分娩は，快適性からみると，分娩第2期では産婦の満足度は高い。しかし，第3期は出血量増加のリスクがあるため水平位（仰臥位，側臥位）にする。
【推奨の強さB】

● 背　景

　分娩第1期では，分娩までの時間がかかることや産痛緩和を目的に，自由な体位で過ごしていることが多い。しかし，継続的CTGや点滴を実施している場合，産婦の体位が制限されることがある。同一体位の継続は産婦にとって身体的，精神的苦痛が大きいと考えられる。また分娩第2期において，分娩台での仰臥位分娩は医学的管理のしやすい体位のためわが国では一般的に行われている。最近では，産婦の主体性や自然志向を尊重し，座位分娩やフリースタイル分娩が行われるようになった。

● 研究の概略

　RQ4検索式（第Ⅳ章表9参照）により追加検索を行い，2005年以降のCS，CCT，RCT，SR，GLで，MEDLINE 19件，CINAHL 6件，CDSR 5件，DARE 5件，CCTR 4件，TA 5件，医学中央雑誌11件，Web of Science 44件の結果を得た。これをスクリーニングした結果，2件のエビデンス文献を採用した。検索外の追加文献1件，前回採用の文献7件のうち引き続き採用した2件と合わせて，本研究では合計5件のエビデンス文献を採用した。

● 研究の内容：エビデンス文献

1. 厚生労働科学研究平成23年度分担研究報告書. 母親が望む安全で満足な妊娠出産に関する全国調査.
2. Lawrence A, Lewis L, Hofmeyr GJ, et al. Maternal positions and mobility during first stage labour. Cochrane Database Syst Rev 2009;(2):CD003934.
3. Gupta JK, Hofmeyr GJ, Shehmar M. Position in the second stage of labour for women without epidural anaesthesia. Cochrane Database Syst Rev 2012;5:CD002006.
4. Thies-Lagergren L, Kvist LJ, Christensson K, et al. No reduction in instrumental vaginal births and no increased risk for adverse perineal outcome in nulliparous women giving birth on a birth seat: results of a Swedish randomized controlled trial. BMC Pregnancy

Childbirth 2011;11:22.
5. Ragnar I, Altman D, Tyden T, et al. Comparison of the maternal experience and duration of labour in two upright delivery positions--a randomised controlled trial. BJOG 2006; 113(2):165-70.

● 科学的根拠（文献内容のまとめ）

分娩第1・2期を対象としたRCTのシステマティック・レビュー（Lawrenceら）では，垂直姿勢や歩行は，仰臥位で過ごすことと比較して，分娩第1期所要時間は約1時間短く，硬膜外麻酔の使用が少ないこと，分娩第2期の所要時間および分娩経過（オキシトシンの使用，自然破水，低血圧への介入，分娩様式，500 ml 以上の出血，裂傷，アプガースコアなど）については体位による差は認められなかったことが示されている。

分娩第2期に分娩椅子を使用したRCT調査（Thies-Lagergrenら）では，分娩椅子の使用によって，吸引鉗子分娩を減少させることはなかった。一方，分娩時の出血が 500～1,000 ml の割合を増加させることとなった。しかし，1,000 ml 以上の出血については両群で差はなかった。

分娩第2期を対象としたRCTのシステマティック・レビューでは，垂直姿勢あるいは側臥位は，仰臥位，砕石位に比べて，会陰切開の減少，第2度会陰裂傷の増加，500 ml 以上の出血があった者の増加が認められた。

分娩第2期における，四つん這いと座位との比較調査（Ragnarら）では，四つん這い群は，座位群より快適と感じ，第2期が長いと感じず，痛みが少なかったと報告されている。

層化無作為抽出法による質問紙を使用した横断調査（島田ら）では，児娩出時に仰向けだった場合には，分娩の満足度が有意に低かった。

● 議論・推奨への理由（安全面を含めたディスカッション）

分娩第1・2期に産婦が自由な姿勢で過ごすことができるということは，連続CTGをしていない場合が多く，間欠的CTGやドプラによる児心音の聴取で胎児の安全性が確認できることが前提となる（連続CTGはRQ11, 43頁参照）。胎児の安全を確保できること，産婦の苦痛を取り除けることの双方向から産婦の自由姿勢を考える必要がある。CTG装着中は，子宮収縮曲線の記録も大切であるので，自由な体位を取りながらも正しく装着されていることを確認する必要がある。

＜分娩第1期＞

分娩第1期に自由な姿勢と仰臥位で過ごすことを比較した結果，分娩結果，分娩様式に明らかな影響はなかった。つまり自由な姿勢で過ごしても，仰臥位で過ごしてもどちらでもよいということになり，何の障害も無いのであればベッドに横たわったまま産婦は過ごす必要が無い。第1期に同じ姿勢でいること，あるいは仰臥位以外でも決められた体位を交互にすることも産婦にとって苦痛が大きく，反対に自由な姿勢でいること，自由に自分のしたいことができることが産婦の快適性や満足度の向上につながる。さらに，産婦が自由な姿勢をとれることは，看護者や家族がケアを実施しやすい。また，痛みが増していくときに楽な姿勢をとれることは産婦にとっても楽であり，それは胎児にとっても楽なことである。自由な姿勢をとることにより，産婦の痛みが軽減される（RQ5, 24頁参照）ので，痛みを軽減できるように産婦が自由な姿勢をとれるように認めることが大切である。

＜分娩第2・3期＞

　産婦の主体性や自然回帰施行から座位分娩，フリースタイル分娩が実施されることが多くなっている。快適性においては座位分娩，フリースタイル分娩の方が仰臥位分娩より優れていると考えられるが，安全性において仰臥位分娩より優れているという明らかな根拠はなかった。産婦の快適性を重視して座位分娩，フリースタイル分娩を実施する場合，分娩第3期の出血量の増加が予測されるため，貧血のある産婦には注意が必要である。したがって，第3期は出血量の増加などの出産のリスクがあるため水平位（仰臥位，側臥位）にする。

RQ 5　産痛の緩和は？

推奨

産婦は分娩中の産痛が緩和されるようにケアを受けることができる。

医療者は出産施設において産痛緩和法にどのようなものがあり（例：自由姿勢・歩行，温罨法，入浴，マッサージ，指圧，鍼，アロマセラピー，硬膜外麻酔等），その施設でどれを提供できるかについて，妊娠中からそのメリットとデメリットの情報を提供し，状況が許す限り産婦が選択できるようにする。

医療者は，様々な産痛緩和法を熟知して，それを実施する場合は安全面に配慮する。さらに，必要に応じて家族に産痛緩和法を教育し，家族も主体的分娩に望めるように援助する。

硬膜外麻酔は他の産痛緩和法よりも産痛緩和効果は高い。しかし，分娩第2期遷延，オキシトシン使用頻度の増加，吸引鉗子分娩の増加，胎児機能不全による帝王切開分娩のリスク等を高める可能性がある。したがって，硬膜外麻酔のメリットとデメリットについて，産婦が理解したうえで，産婦が選択できるようにする。

［推奨の強さ C］

● 背　景

分娩時に産婦が感じる痛みはがん疼痛よりも強いといわれており，分娩の進行に伴い痛みは増強する。分娩に伴う痛みは産婦にとって恐怖ともなり，分娩進行や胎児に悪影響を与え，産後に PTSD になり得る。安全で，快適なお産のために産痛の緩和を図ることは重要である。

● 研究の概略

RQ5 検索式（第Ⅳ章表 10 参照）により追加検索を行い，2001 年（医学中央雑誌 2003 年）以降の CS，CCT，RCT，SR，GL で，MEDLINE 236 件，CINAHL 22 件，CDSR 12 件，DARE 11 件，CCTR 21 件，TA 3 件，医学中央雑誌 19 件の結果を得た。これをスクリーニングした結果，6 件のエビデンス文献を採用した。検索外の追加文献 2 件，前回採用の文献 19 件のうち引き続き採用した 6 件と合わせて，本研究では合計 14 件のエビデンス文献を採用した。

● 研究の内容：エビデンス文献

1. 厚生労働科学研究平成 23 年度分担研究報告書．母親が望む安全で満足な妊娠出産に関する全国調査．

＜体位・姿勢＞

2. Stremler R, Hodnett E, Petryshen P, et al. Randomized controlled trial of hands-and-knees positioning for occipitoposterior position in labor. Birth 2005;32(4):243-51.
3. Adachi K, Shimada M, Usui A. The relationship between the parturient's positions and perceptions of labor pain intensity. Nurs Res 2003;52(1):47-51.
4. 安達久美子，島田三恵子．座位による産痛緩和効果の検討．日助産会誌 2001;15(1):6-13.
5. Molina FJ, Solá PA, López E, et al. Pain in the first stage of labor: relationship with the patient's position. J Pain Symptom Manage 1997;13(2):98-103.

＜温罨法＞

6. Dahlen HG, Homer CS, Cooke M, et al. 'Soothing the ring of fire': Australian women's and midwives' experiences of using perineal warm packs in the second stage of labour.

Midwifery 2009;25(2):e39-48.

＜指圧法＞

7. Smith CA, Collins CT, Crowther CA, et al. Acupuncture or acupressure for pain management in labour. Cochrane Database Syst Rev 2011;(8):CD009232.
8. Lee MK, Chang SB, Kang DH. Effects of SP6 acupressure on labor pain and length of delivery time in women during labor. J Altern Complement Med 2004;10(6):959-65.

＜マッサージ＞

9. Chang MY, Wang SY, Chen CH. Effects of massage on pain and anxiety during labour: a randomized controlled trial in Taiwan. J Adv Nurs 2002;38(1):68-73.

＜鍼＞

10. Cho SH, Lee H, Ernst E. Acupuncture for pain relief in labour: a systematic review and meta-analysis. BJOG 2010;117(8):907-20.

＜アロマセラピー＞

11. Smith CA, Collins CT, Crowther CA. Aromatherapy for pain management in labour. Cochrane Database Syst Rev 2011;(7):CD009215.

＜入浴＞

12. Cluett ER, Burns E. Immersion in water in labour and birth. Cochrane Database Syst Rev 2012;(2):CD000111.

＜硬膜外麻酔＞

13. Anim-Somuah M, Smyth RM, Jones L. Epidural versus non-epidural or no analgesia in labour. Cochrane Database Syst Rev 2011;(12):CD000331.
14. Tamagawa K, Weaver J. Analysing adverse effects of epidural analgesia in labour. Br J Midwifery 2012;20(10):704-8.

● 科学的根拠（文献内容のまとめ）

　体位について，分娩第1期において，垂直姿勢（座位，立位，歩行）と水平姿勢（側臥位，仰臥位）の産痛を比較をしたRCTクロスオーバー調査（AdachiらMolinaら）では，垂直位の方が有意に痛みが減少していた。分娩第2期において，四つん這い姿勢を続けるように指導された群とこの姿勢をしない群で産痛を比較したRCT（Stremlerら）では，四つん這い群で有意に痛みが低かった。

　温罨法について，分娩第2期の会陰部への使用の調査（Dahlenら）では，鎮痛効果があることが示されていたが，分娩第1期における効果については明らかな結果は得られなかった。

　指圧についてのRCT，システマティック・レビュー（Smithら），1つのRCTでは，指圧により産痛が軽減したとされている。

　鍼を実施することについては，RCT，システマティック・レビュー（Choら）では，産痛を軽減し，他の無痛法の実施を減少させるという調査と，効果が明らかでないとする調査があり，エビデンスとして一致した結果が得られなかった。

　マッサージについてのRCT（Changら）では，産痛緩和効果があることが示された。

　アロマセラピーについてのRCT，システマティック・レビュー（Smithら）では，アロマセラピーが産痛緩和に効果があるという結果は導き出されなかった。

　入浴についてのRCT，システマティック・レビュー（Cluettら）では，産痛緩和について

は，効果について示されたものと示されなかったものがあり，エビデンスとして一致した結果は得られなかった。

硬膜外麻酔については，RCT，システマティック・レビュー（Anim-Somuah ら）では，硬膜外麻酔は，他の産痛緩和法よりも産痛緩和効果は高いことが示された。しかし，硬膜外麻酔により，分娩第2期遷延，オキシトシン投与の使用頻度が増加し，吸引鉗子分娩や帝王切開分娩が増加するリスクがあることが示されている。また，医師の技術による差異，全脊髄麻酔，神経損傷による後遺症などの問題がある。これらのリスクについても産婦と医療者の間で協議されることが望ましい。

入浴，アロマセラピーについては，分娩に関する明らかなデメリットは示されていなかった。

自由姿勢，温罨法，指圧，マッサージ，鍼に関しては，産痛緩和の効果についての検討がされていたが，デメリットになる根拠を示す研究はされておらず，これらの方法のデメリットは明らかにされていない。

呼吸法，ラマーズ法，ソフロロジー法による産痛緩和の科学的根拠となる近年の文献は見当たらなかった。

● 議論・推奨への理由（安全面を含めたディスカッション）

臨床では経験的に行われている産痛緩和のケアが様々あるが，その効果を検証して報告している文献は少なかった。そのため文献からエビデンスがあったものに限定して記す。

分娩第1期に自由な姿勢で，行動の制限なく過ごすこと，分娩第1期後半の入浴，マッサージや指圧，鍼は産痛の緩和に役立つと考えられる。しかし，いずれの産痛緩和法が他より優れているという根拠となるものはなかった。また，臨床で経験的に行われているケアのほとんどが，それを行うことによるデメリットも明らかにされていなかった。したがって，産婦のニーズ，分娩進行に応じて産痛緩和法を選択すること，それを実施する場合は安全面に配慮して観察を行う必要がある。

痛みの緩和法について，医療者やパートナーなど他者が行うタッチングやマッサージは，産婦自身が行うマッサージに比べ痛みの軽減が顕著であるという報告があり，実際にマッサージや指圧，鍼などケア提供者が産婦の身体に触れる方法は主観的評価が高かった。分娩中，他者に何かをしてもらうこと，人に触れてもらうということは，産婦が心地よさを感じ，産痛を緩和するためにも必要であると思われる。ただし，産婦によっては触れられることを拒否することがあるため，産婦の個別性を尊重した緩和法を提供するべきである。そのためには，医療者は様々な産痛緩和法を熟知しているとよい。また，産痛緩和法を実際行うことも大切であるが，臨床における経験から常に人が居ること，話をしていること，さらに触れることや話をすることにより，産痛緩和法の効果がさらに高くなると考えられる。

鍼は産痛緩和に効果があるが，鍼を人体に刺すことは，鍼灸師の国家資格が必要であるため，どの施設でも，誰にでもできるわけではないが，今後は鍼灸師と協働した分娩を模索することができると考える。産痛緩和に使用する鍼は，注射針と同じ扱いで消毒ではなくディスポーザブルのものを使用することが必要である。

無痛分娩は実施している施設が限られており，妊婦が無痛分娩を希望する場合，それを実施できる施設を選択すると思われるが，鎮痛の長所だけではなく，短所についても説明される必要がある。代替療法・補完療法によって産痛緩和を行うことは，医療介入による鎮痛を減少させ，産婦の満足度を高めると考えられる。

RQ 6　妊産褥婦とのコミュニケーションは？

推奨

　妊産褥婦の満足度を高めるためには，医療者は妊産褥婦を尊重し，妊産褥婦が安心できるような思いやりのある態度，個別性を配慮した態度で接する。具体的には，妊産褥婦の顔をみて話し，質問がしやすい雰囲気を心がけ，出産の方針や健診・出産費用について説明する。妊娠・分娩経過の説明を行う場合や，医療的処置，ケアについてのインフォームド・コンセントを行う場合は，専門用語を使用せずに，相手の理解を確認しながら行う。また処置やケアなど自己決定できる十分な情報を提供し，妊産褥婦が自己決定したことを支持する。さらに，妊産褥婦のみならず，家族への説明，配慮をする。　　　　　　　　　　　[推奨の強さ B]

　妊産褥婦・家族とコミュニケーションを行う場合，相手が返しやすい言葉[*1]や沈黙の保持[*2]を使用するとよい。医療者はコミュニケーションを常に意識し，さらにコミュニケーションスキルを高める努力，特にノンバーバルコミュニケーション[*3]の技術を磨く。
　　　　　　　　　　　　　　　　　　　　　　　　　　　　　　　　　　[推奨の強さ C]

　分娩の結果が悪かった場合，母親・家族に状況を説明し，母親や家族が児と接触する機会を持てるように配慮する。医療者が母親・家族に説明を行う時は，専門用語を使った説明や多くの情報を一度に話すことは避け，心情を配慮した場所で後日説明の機会を設けるなど配慮する。そして医療者は母親・家族に寄り添う態度を示し，見守りながら，タイミングを見計らって，継続してコミュニケーションをとる。さらに，退院後に医療者と連絡がとれるように窓口を作る。　　　　　　　　　　　　　　　　　　　　　　　　　[推奨の強さ B]

● 背　景

　少産少子の昨今，社会的にお産は大きな人生のイベントという意識が高くなってきている。妊産褥婦は，安全性のみならず，快適なサービス提供をより求め，医療者に対しても心地よい関わりを求めている。しかし，分娩は突然異常に移行する危険があり，医療者は快適性を高めるコミュニケーションだけでなく，緊急時の説明，対応などを適切に行う必要がある。

● 研究の概略

　RQ6 検索式（第IV章表11参照）により追加検索を行い，2001年（医学中央雑誌2003年）以降のCS, CCT, RCT, SR, GLで，MEDLINE 106件，CINAHL 0件，医学中央雑誌8件の結果を得た。これをスクリーニングした結果，4件のエビデンス文献を採用した。検索外の追加文献2件，前回採用の文献13件のうち引き続き採用した7件と合わせて，本研究では合計13件のエビデンス文献を採用した。

● 研究の内容：エビデンス文献

1. 厚生労働科学研究平成23年度分担研究報告書. 母親が望む安全で満足な妊娠出産に関する全国調査.
2. Nabhan AF, Faris MA. High feedback versus low feedback of prenatal ultrasound for reducing maternal anxiety and improving maternal health behaviour in pregnancy.

    Cochrane Database Syst Rev 2010;(4):CD007208.
 3. Lerman SF, Shahar G, Czarkowski KA, et al. Predictors of satisfaction with obstetric care in high-risk pregnancy: the importance of patient-provider relationship. J Clin Psychol Med Settings 2007;14(4):330-4.
 4. Hamasaki T, Hagihara A. Physicians' explanatory behaviours and legal liability in decided medical malpractice litigation cases in Japan. BMC Med Ethics 2011;12:7.
 5. Rudman A, Waldenström U. Critical views on postpartum care expressed by new mothers. BMC Health Serv Res 2007;7:178.
 6. 浅見万里子. 顧客満足度に影響する出産サービスの構成因子. 日助産会誌 2002;16(1):15-23.
 7. 大井けい子. 胎児または早期新生児と死別した母親の悲哀過程—死別に関する母親の行動—（第2報）. 母性衛生 2001;42(2):303-15.
 8. 特定非営利活動法人SIDS家族の会. 幼い子を亡くした家族への心のケアとSIDS危険因子に関する遺族・産婦人科・小児科・保育園へのアンケート調査結果, 2004年.
 9. Hodnett ED. Pain and women's satisfaction with the experience of childbirth: a systematic review. Am J Obstet Gynecol 2002;186(5 Suppl Nature):S160-72.
 10. Waldenström U, Hildingsson I, Rubertsson C, et al. A negative birth experience: prevalence and risk factors in a national sample. Birth 2004;31(1):17-27.
 11. Green JM, Baston HA. Feeling in control during labor: concepts, correlates, and consequences. Birth 2003;30(4):235-47.
 12. Creedy DK, Shochet IM, Horsfall J. Childbirth and the development of acute trauma symptoms: incidence and contributing factors. Birth 2000;27(2):104-11.
 13. Tarkka MT, Paunonen M, Laippala P. Importance of the midwife in the first-time mother's experience of childbirth. Scand J Caring Sci 2000;14(3):184-90.

用語解説

＊1　相手が返しやすい言葉：
　開かれた質問（オープンクエスチョン）のことであり，疑問詞（いつ，どこで，誰が，何を，なぜ，どのように）を使用して相手が自由に答えられるように質問をする。

＊2　沈黙の保持：
　相手が自分の発言や考えを内面で評価して，新しい考えを探しているときに生じる沈黙の場合は，その間，静かに優しい態度で相手の目を見ながら，次の発言を待っていることを態度で示す。

＊3　ノンバーバルコミュニケーション：
　非言語的コミュニケーションのことであり，視覚的サイン（態度，表情，眼差し，手振り，視線など），聴覚的サイン（抑揚，語調，スピード，語勢，間投詞，アクセントなど），嗅覚的サイン（タバコ，香水のにおいなど），触覚的サイン（タッチ，握手の圧力など），味覚的サイン（出されたお茶の濃さ，熱さなど）がある。

＊4　バーバルコミュニケーション：
　言語的コミュニケーションのこと。

● 科学的根拠（文献内容のまとめ）

　妊産褥婦の視点に立った医療者の対応に関する研究は介入方法については様々であり，また，RCT，横断調査あるいは面接による質的研究など調査方法も多様であった。

　妊婦への超音波診断の結果のフィードバックについてのRCTシステマティック・レビュー（Nabhanら）では，妊婦への超音波の結果フィードバックが妊婦の不安を減少させ，妊婦の健康行動を向上させるという十分な証拠は認められなかった。

　ハイリスク妊婦を対象とした，医療的情報提供の質，コミュニケーションの質，両者の関係性の質に関する横断的調査（Lermanら）では，情報提供，建設的なコミュニケーション，患者と提供者との関係性は患者のケア満足度を高める，精神的な苦痛は満足度を下げることがわかった。

　褥婦を対象とした縦断調査（Rudmanら）では，産褥期のケアに対する否定的な感情を褥婦に与えるのは，ケア提供者の褥婦への非共感的な態度や，不十分な情報提供・支援であった。

　層化無作為抽出法による質問紙を使用した横断調査（島田ら）では，医療者の対応が良いこと，妊産褥婦の意思・希望の尊重，医療者の妊産褥婦への理解や尊重は，分娩の満足度を高めることが示された。

　サービスマーケティングの手法を用いた妊産褥婦の満足度が高い出産に関する横断調査（浅見ら）では，医師・助産師・看護師が妊産褥婦の不安や心配を積極的に聞く姿勢や問題解決姿勢が満足度を高める因子であるとしていた。

　出産の経験の評価に影響する質的調査（Hodnett）では，出産の経験に影響する因子として，ケア提供者とケアを受けた女性の関係の質，自己決定への参加が見出された。

　死産や児の死亡を経験した母親への調査（大井ら，SIDS家族の会）では，胎児や新生児の死亡の原因など，母親や家族が知りたい情報を，医療者が心情を配慮しゆったりとした態度で，わかりやすく説明することが大切であるとしている。

● 議論・推奨への理由（安全面を含めたディスカッション）

　すべての妊産褥婦を尊重し，誠意のある態度で接することは，医の倫理綱領[1]や看護者の倫理綱領[2]に規定されている医療者としての基本の姿勢である。自己決定権を保障することも医療者の倫理として求められているが，十分に出来ていない状況がある。しかし，多くの研究から自己決定に関与した妊産褥婦の満足度が高いことが報告されていることから，快適な出産を進めていくためには，妊産褥婦・家族に十分な情報の提供と説明がされて，妊産褥婦・家族の理解と同意を得ること（インフォームド・コンセント）に基づいた自己決定を支援することが重要であると考える。

　妊産褥婦は説明や情報などを求めていたが，医療者の思いやりや態度などにも影響を受けていた。コミュニケーションは医療や助産技術，看護ケアを提供していくうえでの信頼関係を作る基盤となるため大切であるが難しいものである。

　コミュニケーションは言葉によるバーバルコミュニケーション[*4]と表情，視線，しぐさなどのノンバーバルコミュニケーションから成り立っている。通常の会話では言語情報が多く伝達される。しかし，受け手はコミュニケーションの7割を，言語情報よりも送り手の声のトーン，表情やしぐさなどの非言語的な信号，特に送り手が伝えようと意図せずに送っている何気ない振る舞いから情報を受け取る。また，コミュニケーションは文化，教育，信条，パーソナリ

ティーなどによって影響を受け，さらに個別性が高いものである。わが国では言葉に出さない，言語的表現にされないことに対して相手の意を汲むことを求められる文化があり，そのため相手からのノンバーバルな信号を的確に捉えることが要請される。

　妊産褥婦・家族への対応マニュアルを作成し，活用することは時として必要である。しかし，妊産褥婦が「大切にされた」と思える態度や言葉かけを医療者自身の言葉で率直に伝えることが重要である。バーバルコミュニケーションの方法はマニュアルにすることができるが，ノンバーバルコミュニケーションをマニュアルにするのは困難である。そのため，医療者はコミュニケーションの特徴を理解して，コミュニケーション能力を高める努力，特にノンバーバルコミュニケーションの技術を磨くことが重要である。妊産褥婦に対しては肯定的なノンバーバルの信号（共感，思いやり，寄り添う態度など）を送ること，一方，相手の心を推し量る，ノンバーバルの信号を読み取る感性を高めることが必要である。

　コミュニケーションは人間関係の中で成立し，医療者と妊産褥婦・家族との相互作用があるため，お互いが心情的に複雑になりやすい。そのうえ，妊産褥婦，家族が欲しいと思う情報の質や量，受けた情報をどのように解釈するか，悪い情報にどのように反応するかは妊産褥婦・家族によって異なり，置かれている立場，状況によっても変化する。医療者は客観的に十分に説明していても，妊産褥婦・家族は十分に説明されていないと思う，というギャップを生じることもある。さらに医療者と妊産褥婦だけのコミュニケーションのズレだけでなく，家族内においてもコミュニケーションのズレが生じること（父親や祖父母から，家族が話すまで医療者には何も言わないで欲しいとストップがかかるなど）がある。特に緊急時や不幸な転機を迎えたときにはそのような状況が生じやすい。したがって，周産期に携わる医療者は，妊産褥婦の快適性だけを重視したコミュニケーション能力だけでなく，妊娠・分娩の急激な異常への移行や緊急時に対応したコミュニケーション能力も必要となる。

　死産や緊急搬送時に悪い情報を母親・家族に説明するタイミングを見極めることは難しく，緊急時では説明する時間が無いのが現状である。しかし，産後の母親は悪い情報であっても基本的に状況の説明をされることを望んでいる。そして状況が許す限り母親と接触させる機会を持つ方がよい。また，搬送後に母乳を持っていくことができるなどの母子のつながりを持つ機会をつくるように配慮する。

　状況が悪かった時，母親は思いやりのある正しい情報を求めている。結果が悪かった時の説明では，医療用語を多く使うことや，一度に多くの情報を話すことは避けるべきである。母親は結果的に「仕方のないこと」であったとしても，医療者が「残念なことだった」と寄り添ってくれることを望んでいる。しかし，母親・家族が悪い知らせに対して心理的に向き合う準備ができるまで，そっとしておくなど見守りの時間が必要である。そして，タイミングを見ながら，母親・家族が知りたい情報を，心情を配慮した場所で，ゆったりとした態度で，わかりやすく説明することが大切である。同時に，母親や家族が子どもと触れ合う機会を持てるよう配慮する。母親・家族は退院後も継続して医療者とコミュニケーションをとり続けたいと願っているので，医療者とコンタクトがとれるように配慮することが望ましい。

　医療者は，人を援助する過程で心的エネルギーを絶えず過度に要求される結果，極度の心身疲労や感情の枯渇をよく生じるといわれている。医療者は，コミュニケーションスキルを高めることも重要であるが，常に適切なコミュニケーションができるように心身を安寧に保つ必要がある。

文献

1) 医の倫理綱領. Web サイト: www.med.or.jp/nichikara/kairin11.pdf
2) 看護者の倫理綱領. Web サイト: www.nurse.or.jp/senmon/rinri/rinri.pdf

RQ 7　医師や助産師の継続ケアは？

推奨

同一の医師または助産師に継続的なケアを受けた妊産褥婦は，妊娠から産後を通しての満足度が高く，再び同じケアを受けることを希望している。継続ケアを受けた妊産褥婦では，医療者とのコミュニケーションと意思疎通や説明への理解が高く，顔見知りの助産師にケアを受けた妊産褥婦の方が，自分で陣痛をコントロールできたと感じ出産体験への評価が高い。

妊娠・分娩にわたる継続的ケアは分娩期の医療介入が減少し，反対に自然分娩やケアが多くなる。妊娠・分娩経過や新生児への臨床結果に影響のある根拠は認められず，継続ケアの有無による安全性に有意な差を示す根拠は認められなかった。このことから，医師や助産師の継続ケアは有益である。

［推奨の強さ B］

妊娠経過中，いつでも妊婦が医療ケアを受ける医療者を替えられるよう保証する。

［推奨の強さ C］

単独の医療者による継続ケアが困難な場合，医師と助産師の協働チームによる継続ケアによって，母子ケアの満足度を上げる。

［推奨の強さ C］

● 背　景

母子にとって安全でかつ快適な周産期医療とは，信頼関係が形成されている人と常にコンタクトを維持でき，母子の基礎情報を熟知している医療者によって，いつもと異なる変化や正常からの逸脱が早期発見され，心身のニーズを理解し，妊娠・分娩の全期間にわたり同じ医療者から継続的にサービスが提供されることと推察される。

● 研究の概略

RQ7 検索式（第Ⅳ章表 12 参照）により追加検索を行い，2001 年（医学中央雑誌 2003 年）以降の CS, CCT, RCT, SR, GL で，MEDLINE 42 件，CINAHL 5 件，CDSR 2 件，DARE 1 件，医学中央雑誌 1 件の結果を得た。これをスクリーニングした結果，2 件のエビデンス文献を採用した。検索外の追加文献 1 件，前回採用の文献 6 件のうち引き続き採用した 4 件と合わせて，本研究では合計 7 件のエビデンス文献を採用した。

● 研究の内容：エビデンス文献

1. 厚生労働科学研究平成 23 年度分担研究報告書. 母親が望む安全で満足な妊娠出産に関する全国調査.
2. Hodnett ED, Gates S, Hofmeyr GJ, et al. Continuous support for women during childbirth. Cochrane Database Syst Rev 2011;(2):CD003766.
3. Wan H, Hu S, Thobaben M, et al. Continuous primary nursing care increases satisfaction with nursing care and reduces postpartum problems for hospitalized pregnant women. Contemp Nurse 2011;37(2):149-59.
4. Homer CS, Davis GK, Brodie PM, et al. Collaboration in maternity care: a randomised controlled trial comparing community-based continuity of care with standard hospital

care. BJOG 2001;108(1):16-22.
5. Homer CS, Davis GK, Cooke M, et al. Women's experiences of continuity of midwifery care in a randomised controlled trial in Australia. Midwifery 2002;18(2):102-12.
6. Biró MA, Waldenström U, Pannifex JH. Team midwifery care in a tertiary level obstetric service: a randomized controlled trial. Birth 2000;27(3):168-73.
7. Biró MA, Waldenström U, Brown S et al. Satisfaction with team midwifery care for low- and high-risk women: a randomized controlled trial. Birth 2003;30(1):1-10.

● 科学的根拠（文献内容のまとめ）

　産科医または助産師による継続ケアに関する研究は，地域密着型のプライマリ施設での医師と助産師との協働による継続ケアの有無に関するRCT，第3次医療機関（病院内）で助産師の継続ケアの有無に関するRCTで，いずれも病院内での様々な医師や助産師・産科スタッフによる標準的ケアを対照としている。

　分娩期の継続ケアに関するRCTシステマティック・レビュー（Hodnettら）では，継続ケアにより自然経腟分娩が多く，麻酔の使用，吸引鉗子分娩，帝王切開分娩が少ないことが示された。

　妊娠期から産褥期までの継続ケアに関するRCT（Huら）では，女性のケアに関する満足度，母乳確立について継続ケアを受けることで高くなることが示された。

　層化無作為抽出法による質問紙を使用した横断調査（島田ら）では，一般病院，診療所においては，医師による継続診療を受けた女性の方が有意に満足度が高く，助産院においては，助産師による継続ケアを受けた女性の方が有意に満足度が高かった。

　地域密着型の助産師と医師による継続ケアモデルに関する調査（Homerら）では，継続ケアモデル群において帝王切開分娩が減少した。また，継続ケア群の女性は，「分娩時にコントロールしている感覚」がより高く，分娩について肯定的であったことが示された。

● 議論・推奨への理由（安全面を含めたディスカッション）

　同じ医師または助産師による継続ケアを受けた女性では，医療介入が少ないが母子の臨床結果に差が無く，一方で心身のケアは多く，満足感があり，受けたケアに対する評価が高い。したがって，医師や助産師の継続ケアは安全で有益であると推奨される。しかし，信頼関係を築けない場合には，いつでも女性が医療ケアを提供する医療者を替えられるよう保証すべきである。

　医療者の人数が少数である第1次分娩施設では主にローリスク妊婦を診療するが，ローリスクでも安全性を考慮して，2人以上でバックアップ体制の下で行うべきである。Homerら（2001）のオーストラリアのRCTでは，地域で助産師6人で年間300件の妊婦を産後まで継続ケアを行っている。このRCTは，地域の2クリニックで，各々助産師2名と異常妊婦の健診を行う産科医1名が組んで継続ケアを行い，その他にon call助産師1名が分娩時には産婦を病院へ同伴して分娩を行い入院中のケアも行う，いわゆるオープンシステムである。

　産科医の不足により日本全国で産科病棟の閉鎖が続く中で，周産期医療の集約化により全ての健康な母子が遠隔地の第3次医療機関で出産を余儀なくされることが危惧される。しかし，本研究班の疫学的全国調査で診療所や助産院の方が妊娠から産後の医療サービスへの満足感が高かったこと，Homerらの地域のプライマリ施設での「助産師と医師の協働による継続ケア」の安全性を否定する証拠が無かったことから，地域の診療所等のプライマリ施設で助産師と医

師とのチームで継続ケアモデルをシステム化し，ローリスクの女性が，生活圏の町で，家族とともに，かかりつけの助産師または医師と出産できる体制を整備することが望ましい。ハイリスクを受け入れる高次医療機関，大半のローリスクを受け持つプライマリ施設の診療を充実する医療体制の検討が必要である。地方によっては，地理的にも時間的にもプライマリ施設との中継的役割を果たす地域の第2次医療機関が必要とされている。Homerらの「助産師と医師の協働による継続的なチームケア」はその参考モデルになり得ると考えられる。

一方，本研究班の疫学的全国調査では，大学病院や一般病院で継続ケアの割合が低く，妊娠から産後の医療サービスへの満足度が低かった。病院では医師や助産師が交代で妊産褥婦のケアを担当するため，妊娠・分娩・産褥を通して1人の医療者が継続的に1人の女性の医療ケアを提供するのは困難であるが，チームで継続ケアが行えるよう体制を整えることが期待される。Biróら（2000）のオーストラリアのRCTでは，第3次医療機関内で7人の助産師が産科スタッフと協力して妊娠から産褥期までチームで継続ケアを行い，妊娠中12，16，28，36週に定期的にmedical checkする以外は，助産師が毎回ローリスク妊婦を診察している。この助産師主導の継続ケアは医療介入が少なく，臨床結果に安全性を否定する根拠に有意差が無かった。したがって，第3次医療機関でもチームによる継続ケアが可能であることが示唆された。例えば，妊婦健康診査は曜日固定で同じ医師や助産師が診察できるような体制にし，数人の助産師チームが同じグループの妊婦の分娩を扱う等，グループによる受持ち制の継続ケアが望ましいと考えられる。チームによる継続ケアは医療スタッフの過重負担やストレスを軽減することができ，さらにチームメンバーの診断能力の優劣を補完し，安全性の確保の点でも重要である。

いずれの場合も，継続ケアにはマンパワーの量と質の確保が課題である。わが国では今後10年は産科医不足が続くとされている。それを補うために，女性医師の勤務環境の改善を促進するのみならず，院内院外で助産師の活用をせざるを得ない[1]。診療所や病院内で「医師と助産師の協働チームによる継続ケア」により，職種本来の能力を伸ばしながら，母子ケアの満足度を上げることが勧められる。しかし，現在日本の助産師をローリスク妊婦の継続ケア（健康診査と助言・ケア）に活用する際，妊娠経過中に例えば20週，30週など定期的なmedical checkが現実的には必要であろう。今後，助産師の適正配置と養成数の増員，ローリスク妊婦の健康診査ができる質の高い卒前卒後の助産師教育が望まれる。また，地域において退院後の母子の継続ケアを実現するために，自治体レベルで母子健康手帳を交付する時，施設内助産師も含めた当該地域の担当助産師にある定数の妊婦を割当て，育児期までの継続ケアを行えるようなシステム作りが望まれる。

継続ケアに必要な医師・助産師のマンパワーの試算等，実現化には労働体制の整備が不可欠である。周産期医療機関（病院・診療所・助産院）で，ある程度の分娩件数（例えば50件）に助産師1名を配置するなどの設置基準を設け，それに対して看護師の7：1制度の人件費手当や，産科医の「地域周産期医療調整手当」（平成17年海野班報告書[2]）のような経済的なインセンティブを設け，人員配置の経済的問題を解決することは周産期医療体制の整備の点でも促進要因となり得る。女性にとって快適で安全な妊娠・出産・育児の実現には，医師や医療者にとっても快適な労働環境が必要である。

文献

1) 「健やか親子 21」推進検討会.「健やか親子 21」中間評価報告書.
2) 海野信也. 平成 17 年度厚生労働科学研究報告書.

RQ 8　バルサルバ法の適応は？

推奨

息を止めて声門を閉じて長くいきむバルサルバ法[*1]は，分娩第2期を短縮する以外に有用ではなく，母体の酸素飽和度が低下して胎児の低酸素状態を誘発する。その適応は，第2期分娩遷延や微弱陣痛，胎児機能不全（胎児心拍異常）で急速に娩出が必要な場合等，特別の場合に限定する。バルサルバ法でいきむ必要のある場合，1回の息継ぎで10～14秒以内のいきみに留める。　　　　　　　　　　　　　　　　　　　　　　　　　　　　　　　　　　　　[推奨の強さ B]

正常な分娩経過の産婦では，我慢できないいきみ（共圧陣痛[*2]）を感じるまで待って，母児への影響を考慮して対応する。　　　　　　　　　　　　　　　　　　　　　　　　　　[推奨の強さ B]

● 背　景

分娩第2期に指示して息を止めていきませることは，『WHOの59カ条お産のケア実践ガイド』（農山漁村文化協会，1997）で，「明らかに害があったり効果がないのでやめるべきこと」の第10項に挙げられている。しかし，日本では約半数の施設で実施され，約1割はいきみたくなる前からいきむように誘導されている。

● 研究の概略

RQ8検索式（第Ⅳ章表13参照）により追加検索を行い，2001年（医学中央雑誌2003年）以降のCS，CCT，RCT，SR，GLで，MEDLINE 6件，CINAHL 1件，DARE 2件，CCTR 10件，医学中央雑誌11件の結果を得た。これをスクリーニングした結果，2件のエビデンス文献を採用した。検索外の追加文献1件，前回採用の文献5件のうち引き続き採用した5件と合わせて，本研究では合計8件のエビデンス文献を採用した。

● 研究の内容：エビデンス文献

1. 厚生労働科学研究平成23年度分担研究報告書. 母親が望む安全で満足な妊娠出産に関する全国調査.
2. Yildirim G, Beji NK. Effects of pushing techniques in birth on mother and fetus: a randomized study. Birth 2008;35(1):25-30.
3. Prins M, Boxem J, Lucas C, et al. Effect of spontaneous pushing versus Valsalva pushing in the second stage of labour on mother and fetus: a systematic review of randomised trials. BJOG 2011;118(6):662-70.
4. Schaffer JI, Bloom SL, Casey BM, et al. A randomized trial of the effects of coached vs uncoached maternal pushing during the second stage of labor on postpartum pelvic floor structure and function. Am J Obstet Gynecol 2005;192(5):1692-6.
5. 島田三恵子，中山香映，嶋野仁美，他. 分娩時の努責が母児の健康に与える影響. 母性衛生 2001;42(1):68-73.
6. Bloom SL, Casey BM, Schaffer JI, et al. A randomized trial of coached versus uncoached maternal pushing during the second stage of labor. Am J Obstet Gynecol 2006;194(1):10-3.

7. Simpson KR, James DC. Effects of immediate versus delayed pushing during second-stage labor on fetal well-being: a randomized clinical trial. Nurs Res 2005;54(3):149-57.
8. Roberts CL, Torvaldsen S, Cameron CA, et al. Delayed versus early pushing in women with epidural analgesia: a systematic review and meta-analysis. BJOG 2004;111(12):1333-40.

● 科学的根拠（文献内容のまとめ）

　分娩第2期での努責法に関する研究は大きく次の2類に分けられる。第1は，努責の仕方に関する研究，すなわち息を止め声門を閉じていきむバルサルバ法と，声門を開けて自然（のいきみ）にまかせた努責法*3との介入研究，第2は努責を開始する時期に関する介入研究である。全て初産婦を対象としている。評価指標は，胎児心拍，母体酸素飽和度，陣痛促進剤の使用，合計分娩所要時間，第2期分娩所要時間，分娩様式（吸引鉗子分娩），会陰裂傷の有無と程度，会陰切開，尿力学的検査による骨盤底の機能形態，胎児酸素不飽和度，臍帯血ガス値，新生児のアプガースコア，NICU入院，分娩室での蘇生の有無などを検討している。しかし，これらの指標を全て検証している研究はない。

　バルサルバ法による10秒以内の努責法のコーチングを受けた産婦では，この努責法をコーチングされないで自然にするように言われた産婦よりも，分娩第2期は短縮するが，膀胱容量が減少していたことが明らかにされた。さらに，15秒以上努責を続けた場合，長く努責するほど母体酸素飽和度が有意に低下することが明らかにされている。声門を開けて自然ないきみで努責する自然努責では，児のアプガースコア1分と5分，臍帯血pHは自然努責法で有意に高く，分娩後に満足感が高い。

　バルサルバ法で10秒以上子宮口全開大後すぐにいきんだ産婦では，（いきみたくなったらいきむ）共圧陣痛になるまで待ってから，声門を開けたまま，6〜8秒以内，1回の陣痛に3回までいきむ方法よりも，胎児の酸素飽和度が低く，変動一過性徐脈や持続性徐脈の回数，および会陰裂傷が多かった。全開大後すぐに10秒以上いきんだ群の方が分娩第2期の時間は有意に短いが，努責している時間は有意に長かった。その他，努責の開始時期の違いによる，合計分娩所要時間，帝王切開分娩率，吸引鉗子分娩，分娩第2期遷延，会陰切開率，臍帯血ガス，アプガースコアには有意な差を示す根拠は認められなかった。

　努責を開始する時期に関する研究の背景は，欧米で増加している硬膜外麻酔による自然な分娩機序の阻害による吸引鉗子分娩など望ましくない結果の予防のために，全開後も骨盤底に下

　用語解説

*1　バルサルバ法：
深呼吸した後，呼気時の，息を止めて声門を閉じていきむ方法
(Valsalva-type pushing；Williams Obstetrics 23 ed, p394，プリンシプル産科学 p.291)

*2　共圧陣痛 bearing down effort：
胎児が下降してアウエルバッハ神経叢が刺激され不随意に生じるいきみ
(プリンシプル産科学 p.105)

*3　自然な努責法：
共圧陣痛が生じていきみたくなってから呼気時に声門を開けていきむ方法

降するまで待って「遅くいきみ始める」方法の利点と問題のシステマティック・レビューを行っている（Roberts ら）。全てバルサルバ法を使って，「遅くいきみ始める」方が分娩第2期の所要時間は約1時間短いが，努責開始後娩出までの時間はやや短い傾向がある。他の母体指標の検討は不十分であった。

ソフロロジーや精神無痛分娩法など呼吸法に関するRCTまたは比較研究は見当たらず，総説または施設報告の他には検索できなかった。

● 議論・推奨への理由（安全面を含めたディスカッション）

バルサルバ法による10秒以内の努責法を誘導された初産婦では，我慢できない自然ないきみ（共圧陣痛）よりも，分娩第2期を短縮させる効果があるが，膀胱容量が減少する骨盤底への影響が明らかにされた。しかし10秒以上バルサルバ法で子宮口全開大直後からいきんだ初産婦では，共圧陣痛で声門を開けて6～8秒，1回の陣痛で3回まで自然に任せていきんだ場合よりも，胎児の酸素不飽和度が高く，変動一過性徐脈や持続性徐脈の回数が増え，胎児への影響が全く無いとは認められなかった。

また，子宮口全開大後直後から10秒以上バルサルバ法でいきんだ場合，会陰裂傷が有意に多く，分娩第2期の時間は短くなるが，努責開始後児娩出までの時間が自然ないきみよりも長いことから，産婦の疲労が増すことが推測できる。その他，合計分娩所要時間，帝王切開分娩率，吸引鉗子分娩，分娩第2期遷延，会陰切開率，臍帯血ガス，アプガースコアには有意な差を示す根拠は認められなかった。15秒以上努責を続けた場合，長く努責するほど母体酸素飽和度が有意に低下する。

これらのことから，バルサルバ法は分娩第2期を短縮する以外に有用ではないこと，子宮口全開大後早期から10秒以上バルサルバ法でいきむことは会陰裂傷と母体の疲労を招き，胎児への影響が全く無いとは認められないこと，15秒以上いきむことは母体の酸素飽和度に影響し，ひいては胎児への酸素供給にも影響することが考えられる。

したがって，息を止めていきむこと（バルサルバ法）を誘導する場合の適応は，①第2期分娩遷延，②娩出時に微弱陣痛で娩出力が弱い場合，③胎児機能不全（胎児心拍異常）で急速に娩出が必要な場合，のような特別の適応に限定して慎重にすべきである。このような適応によりバルサルバ法でいきむ必要のある場合，1回の息継ぎで10～14秒以内のいきみに留めることが重要である。正常な分娩経過の産婦では，我慢できない自然ないきみ（共圧陣痛）を感じるまで待って，自然ないきみで声門を開けて6～9秒程度，1回の陣痛で3回程度までにすべきである。

RQ 9　会陰切開の適応は？

推奨

分娩時の会陰切開は，ルーチンに行っても，会陰部裂傷の頻度を減少させる効果や，長期間後の骨盤底障害を予防する効果は無いので，ルーチンには行わない。したがって会陰切開は，胎児の well-being の観点から必要と認められる場合や，会陰部の大きな裂傷を回避する場合に行う。

ただし，会陰切開を行わない場合，陰唇裂傷などの前方損傷を増加させる可能性があるので，会陰保護手技を慎重に行う。　　　　　　　　　　　　　　　　　　　　[推奨の強さ A]

● 背　景

会陰切開は娩出児の状態改善を主たる目的としているが，会陰損傷を軽減する効果もあるのではないかと考え，娩出時の会陰切開を半ばルーチンに行うことが多くなっている。そこで，会陰切開をルーチンに行った場合と必要時のみ行った場合の会陰部外傷の発生状況，および娩出児の状態に関する比較を行い，会陰切開の効果を検証し，ルーチンに行うことの是非を検討することが必要である。

● 研究の概略

RQ9検索式（第Ⅳ章表14参照）により追加検索を行い，2006年以降のCCT，RCT，SR，GLで，MEDLINE 27件，CINAHL 7件，CDSR 9件，DARE 2件，CCTR 6件，TA 1件，EE 1件，医学中央雑誌1件の結果を得た。これをスクリーニングした結果，2件のエビデンス文献を採用した。検索外の追加文献0件，前回採用の文献10件のうち引き続き採用した6件と合わせて，本研究では合計8件のエビデンス文献を採用した。

● 研究の内容：エビデンス文献

1. Carroli G, Mignini L. Episiotomy for vaginal birth. Cochrane Database Syst Rev 2009; (1):CD000081.
2. Fritel X, Schaal JP, Fauconnier A, et al. Pelvic floor disorders 4 years after first delivery: a comparative study of restrictive versus systematic episiotomy. BJOG 2008;115(2):247-52.
3. Hartmann K, Viswanathan M, Palmieri R, et al. Outcomes of routine episiotomy: a systematic review. JAMA 2005;293(17):2141-8.
4. Dannecker C, Hillemanns P, Strauss A, et al. Episiotomy and perineal tears presumed to be imminent: randomized controlled trial. Acta Obstet Gynecol Scand 2004;83(4):364-8.
5. Carroli G, Belizan J. Episiotomy for vaginal birth. Cochrane Database Syst Rev 2000;(2):CD000081.
6. Argentine Episiotomy Trial Collaborative Group. Routine vs selective episiotomy: a randomised controlled trial. Lancet 1993;342(8886-8887):1517-8.
7. House MJ, Cario G, Jones MH. Episiotomy and the perineum: a random controlled trial. J Obstet Gynaecol 1986;7:107-10.

8. Sleep J, Grant A, Garcia J, et al. West Berkshire perineal management trial. Br Med J (Clin Res Ed) 1984;289(6445):587-90.

● 科学的根拠（文献内容のまとめ）

会陰切開については，ルーチンに入れた方が，重度の会陰裂傷はむしろ多いという結果であった。ただし会陰切開を入れない場合，前方損傷は多くなることがわかった。骨盤底障害発症の長期予後についても，ルーチンの方が，肛門失禁の頻度が増加するという結果であった。

また，極力切開を避ける群であっても実際には切開を入れているのが41%もあった。文献によって会陰切開の介入部分が少しずつ異なっており，全く会陰切開をしないという文献，あるいは絶対にルーチンで切開するという文献もなかった。

出生する児への影響に関する調査はどの文献も十分とは言えない。アプガースコアのみの評価であり，ルーチンで会陰切開をする群の方がアプガースコア7点未満は少ない。以上より，ルーチンに会陰切開を行う必要性は否定される。

● 議論・推奨への理由（安全面を含めたディスカッション）

本研究班の今回の全国調査では，全3,354例中1,542例（46.0%）に会陰切開が実施されていた。各施設の方針がルーチンであるのか，必要時のみであるのかは不明であるが，会陰切開が施行されているのは半数以下であり，ルーチンの施設はそれほど多くないと考えられた。

一方，会陰切開には術者の切開技術＋保護技術＋縫合技術の要素がある。ルーチンに行う必要は無いが，会陰切開を行うかどうかの裁量の幅の設定が難しい。会陰切開を全くしないということがあれば，それはそれで問題であり，急速遂娩など，必要な場合には躊躇なく行う必要がある。

なお，今回の調査では，会陰切開の有無は分娩の満足度に影響を与えていなかった（多変量解析）が，その適応はしっかり見極めることが重要である。

RQ 10　分娩時のルーチンの点滴は？

推奨

分娩時にルーチンに点滴を行うこと（出血に備えて予防的に血管確保すること）が周産期の母子の結果に効果的か否かを立証する文献はなく，リスクのある産婦に限定する．また，特に出血等に対する安全性を確保したい場合は，ヘパリンまたは生食ロックによる血管確保を行い，産婦の自由度を制限しない．

[推奨の強さ C]

● 背　景

医療施設内での分娩が大半を占めるようになり，分娩時（分娩第1期後半から第4期まで）に施設によってはルーチンに静脈点滴を行うことが多くなっている．点滴は，外国では水分補給の目的であるが，日本では予測のできない分娩時の異常出血の際に迅速な対応ができるよう万一に備えてあらかじめ静脈血管を確保するリスク管理を主たる目的として行われている．しかし，静脈点滴を行った場合と行わなかった場合の母子の結果を比較した文献は無い．分娩に伴う異常出血の頻度と，出血量および出血の原因を検証し，点滴をルーチンに行うことの是非を検討することが必要である．

● 研究の概略

RQ10検索式（第Ⅳ章表15参照）により追加検索を行い，2006年以降のCCT, RCT, SR, GLで，MEDLINE 19件，CDSR 10件，DARE 6件，CCTR 8件，TA 6件，EE 5件，医学中央雑誌3件の結果を得た．これをスクリーニングした結果，0件のエビデンス文献を採用した．検索外の追加更新文献1件，前回採用の文献4件のうち引き続き採用した3件と合わせて，本研究では合計4件のエビデンス文献を採用した．

● 研究の内容：エビデンス文献

1. 周産期統計．日産婦誌　2011;63(6):1320-4.
2. 竹村秀雄．分娩後出血予防に対する適切な介入とは．ペリネイタルケア　2002;新春増刊:134-42.
3. 町田利正編．東京オペグループの分娩および手術統計―最近30年間のデーターのまとめ―．2004;4.
4. 関東圏内のNICUを設置していない（ハイリスク例ではない）第2次医療機関（SS病院およびST病院の産科責任医師から提供）における，10年間または16年間の全分娩の出血量に関する臨床データ．

● 科学的根拠（文献内容のまとめ）

欧米では，産婦が分娩時に氷片程度しか摂取しなかった時代があり，そのため分娩時のルーチンの点滴の主な目的は水分補給だった．日本では分娩時の大量出血に備えて予防的に血管確保するリスク管理の目的でルーチンに実施されている．したがって，分娩時の点滴の有無による比較研究，あるいはルーチンで点滴をする場合と選択的に点滴をする場合とを比較して検証した文献はなかった．

分娩時の出血量について，日本の第1・2次分娩施設における数施設のデータをみると，500

ml 未満が約 78〜89%（ハイリスク施設で 53%），500 ml 以上の出血が 11〜22%（ハイリスク施設で 47%），1,000 ml 以上の出血が 2.3〜4.1%（ハイリスク施設で 18%）であった。

　前回の本研究班の母親を対象とした全国調査によれば，分娩時に点滴を受けたのは全数 3,852 人中 2,275 人（65.7%），施設別では大学病院で 82.8%，一般病院 71.1%，診療所 67.3%，助産院 3.5% の産婦に点滴が行われていた。このうち，経腟分娩正期産単胎例の 62.3%，陣痛誘発・促進例を除くと 55.8% の産婦に点滴を実施していた。この全国調査による帝王切開分娩率 15.8%，母親の回答による分娩時出血多量は全数の 9.2%，分娩時特に異常は無かったとの回答 65.8% であった。なお，今回の調査においては，分娩時に点滴を受けたのは全数 3,539 人中 2,560 人（72.3%）であり，前回調査より増加している。医事紛争の増加等により，より安全性を追求して，点滴率が上昇している可能性がある。

● 議論・推奨への理由（安全面を含めたディスカッション）

　分娩進行中に母体への薬剤投与を必要とする場合に点滴を行うことがあるが，ここでは基本的に正常分娩例に対して予防的に静脈ラインを確保し，必要がなければ維持液の点滴のみで分娩終了後に点滴抜去されるルーチンの点滴について検討した。

　分娩中に点滴を行うことは苦痛と行動の制限を伴う処置であるため，産婦の快適性の観点ではその適応は的確に判断されることが肝要である。上記表のハイリスク病院でない数施設のデータによれば 500 ml 以上の分娩時異常出血は約 11〜22% であった。本研究班の前回全国調査では分娩時出血多量 9.2%，帝王切開分娩 15.8%，分娩時特に異常が無かったとの回答が 65.8% であった。これらのことから，点滴を全例にルーチンで実施する必要があるとはいえないが，出血等のリスク因子の状況に応じて必要な場合には適時に実施されることが望ましい。リスクマネジメントとしての静脈ルートの確保は，ヘパリンロックでかつ分娩第 1 期後半以降が望ましい。

　しかし，本研究班の出産施設の産科責任者を対象とした前回全国調査では，日本全国の分娩の 46.6% を扱っている診療所は常勤医師 1.4 人であり，慢性的なマンパワー不足である。本研究班の母親の全国調査では，診療所で帝王切開分娩（11.4%）を含めて約 67.3%（経腟分娩正期産単胎例の 64.7%）の産婦に点滴が実施されていた。したがって，マンパワー不足で出血の初期対応が迅速にできない可能性のある時に，事前に産婦に説明を十分にし，同意を得て血管確保のために点滴をすることは，安全性の観点からはやむを得ない場合もあると考えられる。

　日本では分娩時に可能な限り，食事と水分をしっかり摂取するのが一般的である。食事をとらないことにより疲労や微弱陣痛を来すこともある。また，助産師がなるべく産婦の傍近くに居て，分娩進行中に異常と正常を適切に判断できれば，ルーチンの点滴や連続 CTG の使用頻度が低下すると考えられる。

　以上のことから，ルーチンの点滴は医師のマンパワーと助産師の判断能力により，リスクのある産婦に限定して実施されることが望ましいが，安全性を特に追及したいのであれば，ヘパリンロックによる静脈確保を行うことが望ましい。

RQ 11　分娩時胎児心拍数の観察と対応は？

推奨

<RQ11-A：説明>
　CTGを装着する前に，その必要性について十分に説明する。　　　　　　　　　[推奨の強さ A]

<RQ11-B：入院時CTG>
　入院時に20分以上CTGモニタを行い，入院時の胎児の健康状態と分娩開始後のリスクを評価する。　　　　　　　　　[推奨の強さ B]

<RQ11-C：分娩進行中CTG>
　入院時CTGモニタが正常パターンで，かつハイリスクでない（表1-A）分娩の進行中は，CTGモニタまたはドプラによる間欠的な聴診を行う。分娩第1期は次のCTG装着までの一定時間（6時間以内）は間欠的児心拍聴取で15～90分毎（原則として潜伏期は30分毎，活動期は15分毎）に監視を行う。ただし，第1期を通じて連続的モニタリングを行ってもよい。分娩第2期は連続CTGモニタか間欠的児心拍聴取で，陣痛発作による胎児心拍数の変化を観察する。　　　　　　　　　[推奨の強さ B]

<RQ11-D：間欠的聴取法>
　胎児心拍数の一過性変化（accelerationとdeceleration）を検出するために，間欠的児心拍聴取法では，陣痛発作中から発作終了後1分間観察する。異常が認められた場合は，陣痛発作との関係を具体的に記録する。　　　　　　　　　[推奨の強さ B]

<RQ11-E：異常時の対応>
　胎児心拍数の異常時には，以下の順で迅速な対応が必要である。
　①正しく聴取できているか装着法の確認
　②母体の体位交換（側臥位から反対側臥位へ，仰臥位から胎児の小部分が下になる側臥位へ，仰臥位性低血圧症候群が疑われる時は左側臥位へ，あるいは骨盤高位などを試み，効果判定）
　③母体の酸素吸入（酸素マスクで100％酸素を1分間に10～15 L，心音回復後は解放）
　④担当医師，助産師等への連絡，人手確保，関連部署への連絡
　⑤子宮収縮抑制（子宮収縮薬使用中であれば中止または減量，子宮収縮抑制薬の投与）
　⑥血管ルート確保，乳酸リンゲル液の急速輸液（500 ml/20分）
　⑦新生児仮死蘇生術の準備，急速逐娩術か帝王切開分娩の準備　　　　[推奨の強さ B]

　本ガイドラインでは，表1の「A．助産院での分娩対象者」をローリスク妊婦，「B．産婦人科医師と相談の上，協働管理すべき対象者」をリスク妊婦，および「C．産婦人科医が管理すべき対象者」をハイリスク妊婦と定義する。

● 背　景

　分娩開始により産婦が入院してきた時にCTGモニタで胎児のwell-beingを確認することは

表1.「助産所における分娩の適応リスト」

対象者	適応	対象疾患
A. 助産院での分娩対象者	1. 妊娠経過中継続して管理され、正常に経過しているもの 2. 単胎、頭位で経腟分娩が可能と判断されたもの 3. 妊娠中、複数回、嘱託医師あるいは嘱託医療機関の診察を受けたもの 4. 助産師が分娩可能と判断したもの	左記4項目を満たすもの
B. 産婦人科医と相談の上、協働管理すべき対象者	1. 産科以外の既往のある妊婦 妊娠中は各疾患専門医のフォローを定期的に受けており、妊娠中の発症がなく、治療を必要としないもの(妊娠中には発症していないもの)	気管支喘息や結核の既往、尿路感染症の既往、子宮頸部軽度から中等度異形成の既往治療完遂後、不妊治療後妊娠など
	2. 産科的既往のある妊婦 妊娠中の発症を認めないもの	妊娠初期の流産の既往、切迫流早産(分娩または正期産)の既往、妊娠高血圧症候群軽症の既往、前回の分娩時吸引または鉗子分娩など、中期流産および早産の既往、子宮内胎児発育遅延の既往、妊娠中期以降の子宮内胎児死亡の既往など
	3. 異常妊娠経過が予測される妊婦 妊娠中に発症した異常	若年妊娠(16歳未満)、高年初産(35歳以上)、子宮内胎児発育遅延が疑われる場合、巨大児が疑われる場合、予定日超過(妊娠41週以降)、分娩時多量出血の既往、頻産婦(出産5回以上)など
C. 産婦人科医が管理すべき対象者	1. 合併症のある妊婦、またその既往のある妊婦	気管支喘息、血小板減少症、甲状腺機能亢進症や低下症、糖尿病合併妊娠、腎障害、先天性心疾患、関節リウマチ、全身性エリテマトーデス、シェーングレン症候群等の膠原病、重症筋無力症、骨盤骨折、円錐切除術後妊娠、筋腫核出術後妊娠、子宮頸部高度異形成、子宮癌、精神疾患など
	2. 母子感染の危険性がある感染症の妊婦	B型肝炎、C型肝炎、HIV感染、GBS、ヘルペス、HTLV-1など
	3. 産科的既往のある妊婦(妊娠中の発症・再発の可能性があり、周産期管理が必要とされるもの)	既往帝王切開術、頸管無力症の既往、妊娠糖尿病の既往、妊娠高血圧症候群重症の既往、子癇・ヘルプ症候群の既往、先天性疾患を有する児の分娩歴、Rh(−)を含む血液型不適合妊娠の既往など
	4. 異常な妊娠経過の妊婦	妊娠週数不明、前置胎盤、多胎妊娠、切迫流早産、妊娠高血圧症候群、妊娠糖尿病、胎児奇形、子宮内胎児発育遅延、巨大児、羊水過多・過少、子宮内胎児死亡、胎児水腫、血液型不適合妊娠、過期妊娠、骨盤位など
	5. 異常な分娩経過の産婦 ＊「正常分娩急変時のガイドライン」(分娩中・産褥期発症)の一覧表を右記に要約	異常出血(持続的な鮮血、凝固塊の反復排出、凝固しない血液流出、500 ml以上の異常出血)、子宮・胎盤の異常、血栓症が疑われる場合・症状、胎児心拍異常、羊水混濁、第2期分娩遷延、前期破水後24時間で陣痛発来しない場合、会陰・頸管裂傷、分娩中母体発熱、分娩開始後の体位異常など
	6. 産褥期に異常のある褥婦(＊同上)	産褥早期の発熱

(日本助産師会編:助産所業務ガイドライン 2009年改定版. より改変)

広く行われている。CTGモニタの胎児well-being悪化の検出精度は高いが、反面、産婦の自由度を制限することとなり、出産における快適性の点では劣る面もある。

一方、入院時にドプラ装置を用いて間欠的に児心音を聴取し胎児のwell-beingを評価するこ

とは，産婦の快適性を損ねないという点で望ましい方法であるが，母児の安全の確保の点で不安がある．分娩において最重要視されるべきは母児の安全という点であり，この点が担保されているか否かを2つの方法で比較することが必要である．

● 研究の概略

　RQ11 検索式（第Ⅳ章表16参照）により追加検索を行い，2006年以降のCCT，RCT，SR，GLで，MEDLINE 44件，CINAHL 6件，CDSR 11件，DARE 1件，CCTR 7件，TA 3件，EE 2件，医学中央雑誌2件の結果を得た．これをスクリーニングした結果，3件のエビデンス文献を採用した．検索外の追加文献3件，前回採用の文献9件のうち引き続き採用した8件と合わせて，本研究では合計14件のエビデンス文献を採用した．

● 研究の内容：エビデンス文献

1. 日本産科婦人科学会/日本産婦人科医会編集・監修. CQ410 分娩監視の方法は？　産婦人科診療ガイドライン―産科編2011, 2011.
2. 日本助産師会編. ガイドラインの活用について　1）ガイドライン活用の前提となる留意事項. 助産所業務ガイドライン2009年改定版, 2009,20-20.
3. Grivell RM, Alfirevic Z, Gyte GM, et al. Antenatal cardiotocography for fetal assessment. Cochrane Database Syst Rev 2010;(1):CD007863.
4. American College of Obstetricians and Gynecologists. ACOG Practice Bulletin No. 106: Intrapartum fetal heart rate monitoring: nomenclature, interpretation, and general management principles. Obstet Gynecol 2009;114(1):192-202.
5. American College of Nurse-Midwives. Intermittent Auscultation for Intrapartum Fetal Heart Rate Surveillance(replaces ACNM Clinical Bulletin #9, March 2007). J Midwifery Womens Health 2010;55(4):397-403.

＜入院時CTG＞

6. Gourounti K, Sandall J. Admission cardiotocography versus intermittent auscultation of fetal heart rate: effects on neonatal Apgar score, on the rate of caesarean sections and on the rate of instrumental delivery--a systematic review. Int J Nurs Stud 2007;44(6):1029-35.
7. Impey L, Reynolds M, MacQuillan K, et al. Admission cardiotocography: a randomised controlled trial. Lancet 2003;361(9356):465-70.
8. Cheyne H, Dunlop A, Shields N, et al. A randomised controlled trial of admission electronic fetal monitoring in normal labour. Midwifery 2003;19(3):221-9.
9. Mires G, Williams F, Howie P. Randomised controlled trial of cardiotocography versus Doppler auscultation of fetal heart at admission in labour in low risk obstetric population. BMJ 2001;322(7300):1457-60; discussion 1460-2.

＜分娩進行中CTG＞

10. Alfirevic Z, Devane D, Gyte GM. Continuous cardiotocography (CTG)as a form of electronic fetal monitoring (EFM) for fetal assessment during labour. Cochrane Database Syst Rev 2006;(3):CD006066.
11. Nelson KB, Dambrosia JM, Ting TY, et al. Uncertain value of electronic fetal monitoring

in predicting cerebral palsy. N Engl J Med 1996;334(10):613-8.
12. MacDonald D, Grant A, Sheridan-Pereira M, et al. The Dublin randomized controlled trial of intrapartum fetal heart rate monitoring. Am J Obstet Gynecol 1985;152(5):524-39.
13. Haverkamp AD, Orleans M, Langendoerfer S, et al. A controlled trial of the differential effects of intrapartum fetal monitoring. Am J Obstet Gynecol 1979;134(4):399-412.
14. 厚生労働科学研究平成23年度分担研究報告書. 母親が望む安全で満足な妊娠出産に関する全国調査.

● 科学的根拠（文献内容のまとめ）

産婦のCTGに関する研究は大きく次の2類に分けられる。第1は入院時のCTG，第2は分娩進行中の胎児心音モニタリング（連続CTG vs 間欠的CTGまたはドプラ等による間欠的聴診）に関する研究である。

<RQ11-A：説明>

説明に関する文献はなかったが，今回のアンケート調査により，分娩監視装置の必要性について説明があり納得した産婦は，説明されなかった産婦や説明されたが理解できなかった産婦に比べ，有意に満足度が高いことがわかった。

<RQ11-B：入院時CTG>

入院時に，CTGをルーチンにつける群とドプラ群との比較の研究では，分娩様式，児の転帰に差は無かった。入院時にCTGを行った産婦では追加のCTGを行った例数が有意に多かった。しかし，追加CTGを施行した時間は，入院時ドプラ聴取を行った例で有意に長かった。また，メタアナリシスにおける入院時CTG群と間欠的聴診群との比較では，帝王切開分娩率，吸引鉗子分娩率のリスクは増加し，新生児の5分後のアプガースコア7点未満に関しては差が無かった。

以上を踏まえ，日本産科婦人科学会/日本産婦人科医会編集・監修『産婦人科診療ガイドライン―産科編2011』は，分娩第1期（入院時を含め）には分娩監視装置を一定時間（20分以上）使用し，正常胎児心拍数パターンであることを確認することを推奨している。

<RQ11-C：分娩進行中CTG>

分娩進行中に，厳密な意味で連続CTGをしている病院は少なく，ルーチンで連続CTGを行う群と，そうでない群（胎児心拍モニタを行わない群，間欠的に聴診を行う群，間欠的にCTGを行う群のいずれか）とを比較した論文は少ない。他のメタアナリシスでは，連続CTG群とそうでない群との比較では，連続モニタ群の方が新生児痙攣の相対危険度が有意に少なく，連続モニタ群では帝王切開分娩と吸引鉗子分娩が有意に増加していた。ローリスク産婦においては，分娩期に5～15分毎の間欠的な胎児心拍数聴取と連続CTGモニタの結果と有意差が認められず，ローリスク例を含む全例の連続的モニタリングの必要性は認められない。また，脳性麻痺のリスクを高めるモニタ所見で脳性麻痺があったのは連続モニタリング群のわずか0.2%で，分娩連続モニタリングによって脳性麻痺の偽陽性率が高い（99.8%）。

ローリスク産婦を対象とした分娩進行中のRCTでは，助産師または看護師が産婦を1対1で対応する条件の下で，分娩期に5～15分毎にドプラ胎児心音計による間欠的心拍数聴診した場合，周産期死亡率，児の1分後アプガースコア，臍帯血pH，等ではCTGモニタの結果と変わらない。

分娩中のCTG装着につき，産婦人科診療ガイドライン―産科編2011は，ローリスク産婦に

ついては，分娩第1期には分娩監視装置を一定時間（20分以上）使用し，正常胎児心拍数パターンであることを確認のうえ，次の分娩監視装置使用までの一定時間（6時間以内）は間欠的児心拍聴取（15〜90分ごと）で監視を行うことを推奨している。ただし，分娩第2期あるいはハイリスク産婦については，連続CTGを推奨している。一方，日本助産師会『助産所業務ガイドライン2009年改定版』では，分娩監視装置を使用しない場合の分娩時の児心音聴取は，有効陣痛がある場合は，原則として分娩第1期の潜伏期は30分毎，活動期は15分毎，第2期は5分毎に行うとしている。

＜RQ11-D：間欠的聴取法＞

間欠的胎児心拍数聴取法（Intermittent Auscultation；IA）を実施するためのAmerican College of Nurse-Midwivesのガイドラインでは，満期の分娩開始時に胎児アシドーシスについてローリスクである場合，胎児心拍モニタ法として，IAが望ましいとしている。また，その方法として，胎児心拍数の一過性変化（accelerationとdeceleration）を検出するために，胎児心拍を陣痛間欠期のみでなく陣痛時を含んで聴取することと，5〜15秒間の聴取を連続して複数回行うmultiple-count methodを採用することを勧めている。また，助産所業務ガイドラインでは，聴取時間について，子宮収縮直後に60秒測定し，子宮収縮に対する心拍数の変動について児の状態（well-being）を評価することとしている。

● 議論・推奨への理由（安全面を含めたディスカッション）

日本では胎児機能不全などの時にどう対処するかという論文はあっても，CTGをルーチンに連続で行うこととそうでないことを比較する論文はあまり書かれていない。

入院時にCTGを行った群はその後，連続CTGとなった率が高かった。このことをポジティブに捉えると，入院時モニタで異常を発見したということになり，スクリーニングにはなっている（有用である）。異常の発見率が高かったという意味づけはできる。今回の論文では新生児の予後には差がなかったので，本ガイドラインとして全例CTGモニタを装着しなければならないとまでは推奨できない。また，入院時にCTGをとることはスクリーニングとして意味があるということであり，連続CTGを推奨するわけではない。

プライマリレベルでは，有床の助産院では推奨されていく方向ではあるが，全例CTGはしていないことが多い。したがって，ローリスク妊産婦を対象とした第1次分娩施設では，入院時に胎児心拍数モニタを行い，妊娠経過だけでなく，入院時もローリスクであることを再確認することが望ましい。

分娩進行中の連続CTGモニタリングは，ハイリスク例では新生児痙攣の頻度や児の予後からその必要性が高い。しかし，ローリスク産婦では脳性麻痺の偽陽性率が高く，また脳性麻痺は必ずしも分娩中の低酸素・酸血症が主な原因（脳性麻痺の25％以下）ではないことが最近報告された。

ローリスク産婦における分娩進行中の間欠的な胎児心拍モニタの施行基準は産婦の状態と各施設の管理方法により異なる。ローリスク産婦におけるモニタの適応を以下のように設定している施設もある。①陣痛発来入院時，②陣痛が急に増強した時または分娩第1期活動期，③分娩第2期，④破水時，⑤分娩遷延時，さらに⑥トイレから帰室した時，を加えるのが望ましいとしている（昭和大学産婦人科）[1]。

前回の本研究班の全国調査では，全体の約70％の産婦に間欠的なCTGモニタリングが実施されており，分娩経過を考慮しない単純集計では入院時・全開前・分娩室入室後の3回装着が

最も多く，CTG実施例の23%であった。しかし，今回の全国調査では，3回装着は17.4%に低下し，ほぼずっと装着していた者が最も多く23.7%，ついで分娩室入室後ずっと装着が18.9%と多く，連続装着されている場合が増加していると考えられる。

　CTG装着に際し留意すべき点は，装着ベルトの締め方次第で聴取部位や陣痛を正確に測定できない場合があるので，CTG装着中も医療者の手により陣痛を触診することや，CTG所見以外の産婦の観察も重要である。また，無線テレメータによるCTGの機器を使用することにより，産婦は拘束されずに自由に移動でき，医学的に必要時にCTGを何度でも使用することが可能である。

　前回の本研究班の全国調査から，日本の分娩の約7%，助産院の55%がドプラ等で聴診していた。今回採用した文献のRCTによれば，分娩進行中の5～15分間隔の「厳密な間欠的胎児心拍数聴取」は連続CTGモニタの結果と有意な差が認められなかった。日本では，助産院で間欠的に聴診する場合，陣痛発作直後に毎回ドプラ等で児心音を聴取して，ずっと助産師が傍に居て診ていることが多い。ドプラ等による間欠的聴診の実施には，産婦の傍に居る助産師の診断能力と技術に依存すると考えられる。

　AWHONN（Association of Women's Health Obstetric, and Neonatal Nurses, 1997）はローリスク産婦の間欠的胎児心拍数聴取を以下の条件の下で分娩第1期の進行期に30分毎，第2期15分毎に行うべきであると勧告している[2]。その実施条件とは，①胎児心音が正常パターンであること，②助産師（看護職）が産婦を1対1でケアし，測定間隔の基準を遵守できること，③体位変換や産婦の不安軽減等の母体の安楽安心や，胎児循環を促進するケアを提供できること，である。厳密な条件下でのドプラ等による間欠的聴診は，ローリスク産婦の希望や分娩時の主体性を尊重する場合，有意義なケアであると考えられる。しかし，このRCTの対象となったスタッフは周産期のエキスパート助産師であり，助産師の資格取得段階ではそのレベルに到達することは困難と考えられる。

　そこで，ドプラ等による間欠的聴診の仕方を厳格に実施する必要があり，聴診技術の向上が重要であり，今後，助産師の卒後教育で，CTGの判読だけでなく，ドプラ等による間欠的聴診の臨床経験も積む体制を充実させることが必要である。

　モニタが連続であっても間欠であったとしても，いずれにせよその診断能力が重要である。無用な産科手術を減らすためにはさらなるモニタの解析，診断技術をレベルアップさせる必要がある。予後に関わらないものと関わるものとをきちんと見わける判断技術が必要である。ここでの推奨は，ローリスク産婦のグループであるということが大前提である。胎児心拍数の正常パターン（心拍数基線，基線細変動が正常・消失が無いこと，一過性頻脈がある）を正確に読めること[3]，それによって異常との判断ができることが前提となる。また，異常を判読するだけでなく，それに対して体位変換，母体酸素投与，陣痛促進剤の中止，児頭刺激による一過性頻脈の誘発など，胎児心音を回復させる適切な初期対応と，関係者への連絡も重要である。

　今回の全国調査で多変量解析の結果，CTGの装着回数は，満足度に関し有意差が認められなかった。有意差が出たのは，説明の有無，あるいは理解の有無であった。したがって，満足度を上げるには，装着回数より十分な説明が重要である。そこで，今回は推奨の第1に説明を挙げ，推奨度もAとした。

　なお，産婦人科診療ガイドライン―産科編2011は新たなCQとして，分娩監視の方法を取り上げており[4]，その中で，分娩中のCTG使用についても触れている。また，助産所業務ガイドライン2009年改定版でも，分娩中の胎児心音確認の方法を推奨している[5]。本ガイドラインは

これらと整合性を取って作成している。

　また，間欠的胎児心拍数聴取法を採用する場合には，ガイドラインに従って厳密に行うことが望ましいと考えられ，American College of Nurse-Midwives のガイドライン[6]に準じた multiple-count method は望ましい方法と考えられた。

文献

1) 岡井崇. 産婦人科医療における最新のトピック（2）胎児心拍数モニタリングの考え方. 日産婦誌 2004;56(9):N-480-4.
2) Association of Women's Health Obstetric, and Neonatal Nurses. Fetal heart monitoring: principles and practices 2nd. ed. 1997.
3) 藤森敬也. 胎児心拍数モニタリング講座 —大事なサインを見逃さない！. メディカ出版, 2005.
4) 日本産科婦人科学会/日本産婦人科医会編集・監修. CQ410 分娩監視の方法は？ 産婦人科診療ガイドライン—産科編 2011. 2011,p195-8.
5) 日本助産師会編. ガイドラインの活用について　1) ガイドライン活用の前提となる留意事項. 助産所業務ガイドライン 2009 年改定版. 2009, p20-20.
6) American College of Nurse-Midwives. Intermittent Auscultation for Intrapartum Fetal Heart Rate Surveillance（replaces ACNM Clinical Bulletin #9, March 2007) Journal of Midwifery & Women's Health 2010;55(4):397-403.

RQ 12　新生児の蘇生と搬送は？

推奨

新生児の蘇生は『日本版救急蘇生ガイドライン 2010 に基づく新生児蘇生法テキスト』に従う。また，全ての出産にはこの講習会の講習を受けたスタッフが立ち会う。

[推奨の強さ B]

新生児搬送は日本助産師会作成の『助産所業務ガイドライン 2009 年改定版』や日本産科婦人科学会／日本産婦人科医会作成の『産婦人科診療ガイドライン―産科編 2011』に記載された搬送の基準に従う。（表 1，2）

[推奨の強さ B]

新生児が NICU に搬送され，母子分離となる場合，産婦に搬送前の面会，接触を勧め，児の状態についてよく説明する。母親の産褥退院時に分娩施設への連絡法などを伝える。

[推奨の強さ B]

● 背　景

本ガイドラインが対象とする正常からボーダーラインの新生児に対する，プライマリ施設での安全確保の予防的な処置として新生児の蘇生の推奨が必要とされている。プライマリ施設で把握すべきハイリスク妊娠についても検討した。

また，新生児が第 2・3 次施設に搬送された場合の母子の愛着形成の支援も必要とされており，特に新生児死亡を体験した方のアンケート調査をもとに推奨をまとめた。

そこで，従来使用されている国内外のハイリスク妊娠，新生児搬送の基準，母子分離された場合の家族の感情などについて検討した。

● 研究の概略

RQ12 検索式（第Ⅳ章表 17 参照）により追加検索を行い，2006 年以降の CCT，RCT，SR，GL で，MEDLINE 146 件，CINAHL 4 件，CDSR 12 件，DARE 2 件，CCTR 5 件，TA 2 件，EE 1 件，医学中央雑誌 1 件の結果を得た。これをスクリーニングした結果，0 件のエビデンス文献を採用した。検索外の追加文献 3 件，前回 RQ12 および RQ13 で採用の文献 10 件のうち引き続き採用した 2 件と合わせて，本研究では合計 5 件のエビデンス文献を採用した。

● 研究の内容：エビデンス文献

1. 田村正徳監修. 日本版救急蘇生ガイドライン 2010 に基づく新生児蘇生法テキスト, 改訂第 2 版, メジカルビュー社, 2010.
2. 日本助産師会編. 助産所業務ガイドライン 2009 年改定版, 2009.
3. 日本産科婦人科学会/日本産婦人科医会編集・監修. 産婦人科診療ガイドライン―産科編 2011, 2011.
4. American Academy of Pediatrics and American Heart Association; Kattwinkel J. Neonatal Resuscitation Textbook, American Academy of Pediatrics, 2011.
5. 特定非営利活動法人 SIDS 家族の会. 幼い子を亡くした家族へのケアと SIDS 危険因子に関する遺族・産婦人科・小児科・保育園へのアンケート調査結果.

表1.「正常分娩急変時のガイドライン」（新生児期発症）

嘱託医へ救急に搬送すべき新生児の症状	搬送までの手当の例	考えられる疾患
早産児・低出生体重児 　在胎37週未満，または，2,300g未満	・保温する	
巨大児 　出生体重が4,000g以上で，低血糖症状（痙攣など）が疑われる場合	・4,000g以上の場合，嘱託医と相談の上，生後2時間で血糖チェック，出来ない場合は搬送 ・早期授乳を行う	低血糖症
仮死 1）人工呼吸をしても自発呼吸が見られず，かつ心拍数が100/分以上にならず，胸骨圧迫を必要とした場合 2）酸素を投与しても中心性チアノーゼが改善されない場合	・口腔と鼻腔を吸引し，O2マスク・バギングあるいは酸素吸入を施行する	MAS（胎便吸引症候群） 重症仮死後の多臓器不全 先天性心疾患 遷延性肺高血圧症
呼吸障害 　呻吟・多呼吸・陥没呼吸のいずれかを示すもの	・酸素を投与する	新生児一過性多呼吸 RDS（呼吸窮迫症候群） 先天性心疾患・気胸・MAS・敗血症・横隔膜ヘルニア
無呼吸発作 　無呼吸発作を繰り返す		痙攣・頭蓋内出血・感染症・低血糖・上気道閉塞
チアノーゼ 1）全身チアノーゼ 2）呼吸障害，嘔吐，活気がない，浮腫を伴うチアノーゼ 3）心雑音を伴うチアノーゼ	・パルスオキシメーターがある場合はSpO2を測定し，搬送先の医療機関に伝え，搬送中もモニタリングする	MAS・気胸・肺低形成 横隔膜ヘルニア・先天性心疾患・遷延性肺高血圧症
痙攣 　痙攣（強直性，間代性）または痙攣様運動		低酸素性虚血性脳症・頭蓋内出血・髄膜炎・低血糖症・低カルシウム血症・核黄疸・過粘度症候群
黄疸 1）生後24時間以内の黄疸 2）灰白便を排泄するもの 3）光線療法の適応基準に合致するもの		溶血性疾患・閉鎖性出血・感染症・胆道閉鎖消化管通過障害
嘔吐 1）嘔吐を繰り返す場合 2）胆汁様嘔吐がある場合	・できれば胃内容を吸引しておく	消化管閉塞（食道閉鎖，十二指腸閉鎖・腸捻転）・腹膜炎・敗血症
腹部膨満 1）皮膚は緊満し，光沢ある膨満を認める 2）腹部は膨満し，腹部の皮膚の色調に変化を認める 3）腹部は膨満し，胃内容に胆汁色を帯びる 4）腹部腫瘤 5）生後24時間以上胎便の出ない腹部膨満 6）生後24時間以上排尿しない腹部膨満		消化管穿孔・下部消化管閉塞・ヒルシュスプルング病・腹膜炎・尿路閉塞
発熱 1）肛門体温が38.0℃以上 2）37.5℃以上で他の症状がある場合		敗血症・髄膜炎・脱水症
低体温 　36.0℃未満が持続し，他の症状がある場合	・保温する	低体温・敗血症・髄膜炎
出血（吐血，下血を含む） 1）吐血，下血 2）喀血 3）臓器出血を疑わせる所見，既往，蒼白皮膚		新生児メレナ・消化管奇形・肺出血・分娩損傷 DIC（播種性血管内凝固症候群）
外表大奇形 　感染の危険があり，緊急手術を要する場合 　（例：臍帯ヘルニア，髄膜瘤など）		先天性心疾患や消化管閉塞の合併・水頭症

推奨（RQ 12）

（次頁につづく）

(表1つづき)

嘱託期間へ救急に搬送すべき新生児の症状	搬送までの手当の例	考えられる疾患
浮腫 1）四肢または全身に指圧痕を残す浮腫 2）異常な体重増加 3）硬性浮腫	・毎日の体重測定	敗血症・アシドーシス・低体温・心不全・胎児水腫
下痢 1）発熱を伴う場合 2）脱水症状がある場合 3）体重減少が持続する場合 4）血便や粘液便を伴う場合		細菌性腸炎・腸捻転・腸重積
心雑音 1）生後24時間以降にも心雑音が聴取される場合 2）生後24時間以内でも全身チアノーゼや多呼吸を伴う場合		先天性心疾患・遷延性肺高血圧症

(日本助産師会編：助産所業務ガイドライン 2009年改定版．より)

表2-1．NICUがない施設における新生児搬送の対象となる徴候

早産児	母体搬送が間に合わない場合
低出生体重児	栄養の確立，無呼吸発作の発生の有無等につき観察が必要
新生児仮死	アプガースコアが回復しても呼吸障害や皮膚蒼白が遅延する場合，大泉門膨隆を認める場合
分娩外傷	外傷による障害程度が強いと疑われたとき
呼吸障害	表2-2「新生児呼吸障害の原因」，表2-3「搬送を考慮すべき呼吸障害の症状」を参照
無呼吸発作	原因検索（感染-低血糖-体温異常[注1]・黄疸-頭蓋内出血など）
チアノーゼ	還元ヘモグロビンの上昇（5 g/dL以上）による低酸素の症状と認識し，先天性心疾患・多血症・呼吸器疾患等の検索・治療
筋緊張低下	外科的疾患・頭蓋内出血・髄膜炎・敗血症・代謝異常等の鑑別
痙攣	低酸素脳症・頭蓋内出血・核黄疸等の鑑別が必要
大奇形	生活に支障をきたす場合・合併奇形の可能性
多発奇形	合併奇形の検索，新生児期治療の可能性
特異顔貌	染色体異常・奇形症候群の鑑別
哺乳障害	多岐にわたる原因の早急な検索が必要
嘔吐	初期嘔吐や胃軸捻転以外の原因の検索が必要，特に胆汁を含む吐物，下痢，血便を伴う場合は緊急搬送を考慮
腹部膨満	腸回転異常・小腸閉鎖などの鑑別
発熱	皮膚温37.5℃以上の場合は直腸温などの深部温を測定し原因を検索
低体温	皮膚温35.5℃以下の場合 体温管理が必要になるか否か検討する（表2-5「体温管理が必要になる場合」）
黄疸	早発黄疸，光線療法に抵抗する黄疸・症状を伴う黄疸では原因検索・治療が必要（表2-4「病的黄疸の目安」参照）
吐血・下血	アプトテストで児血によるものと確認された場合[注2]
心雑音・不整脈	原因の検索が必要[注2]

各施設の新生児管理状況を考慮し過大評価を許容する

注1．原文，「体温以上」を「体温異常」に訂正
注2．原文，黄疸の項に入っていたものを別立てとする

(日本産科婦人科学会/日本産婦人科医会編集・監修：産婦人科診療ガイドライン―産科編2011, p306より)

● 科学的根拠（文献内容のまとめ）

　　田村正徳監修『日本版救急蘇生ガイドライン2010に基づく新生児蘇生法テキスト』（改訂第2版）はガイドラインの講習会用の解説書である。

表 2-2. 新生児期の呼吸障害の原因

先天奇形	肺低形成・肺リンパ管拡張症・後鼻孔閉鎖・先天心疾患など
感染症	肺炎・敗血症・髄膜炎など
新生児仮死	胎便吸引症候群[注]・気胸・心不全・横隔神経麻痺など
早産児	呼吸窮迫症候群など
中枢神経障害	頭蓋内出血・髄膜炎など
代謝異常	高アンモニア血症など
多血症	脱水など
高体温	低酸素性脳症など
腹部膨満	腹部疾患
新生児一過性多呼吸	

注. 原文, 胎便吸飲症候群を胎便吸引症候群に訂正
(産婦人科診療ガイドライン―産科編 2011, p306 より)

表 2-3. 搬送を考慮すべき呼吸障害の症状

多呼吸	呼吸数が毎分 60 回以上。1 回換気量の不足を数で補い分時換気量[注]を保つための努力
陥没呼吸	胸骨剣状突起下や肋間に吸気性の陥没を認める。気道狭窄や肺のコンプライアンスが低い場合に 1 回換気量を増やす努力
呻吟	呼気時の喉頭喘鳴。声帯を閉じて気道の陽圧を高め末梢気道の虚脱を防ぐ努力

注. 原文,「分時間気量」を「分時換気量」に訂正
(産婦人科診療ガイドライン―産科編 2011, p306 より)

表 2-4. 病的黄疸の目安

早発黄疸（生後 24 時間以内の可視黄疸）
血清ビリルビン値の上昇速度が 6 mg/dL/日以上
血清ビリルビン値が 17 mg/dL 以上
遷延性黄疸（生後 2 週間以上）
血清直接ビリルビン値が 3 mg/dL 以上

(産婦人科診療ガイドライン―産科編 2011, p306 より)

表 2-5. 体温管理が必要になる場合

活気がない
末梢循環不全
無呼吸
低血糖
チアノーゼ
高血糖
呼吸障害
アシドーシス
低血圧

以上の場合は通常体温に問題がなくとも体温管理が必要になることがある
(産婦人科診療ガイドライン―産科編 2011, p305 より)

　日本助産師会の『助産所業務ガイドライン 2009 年改定版』は平成 13・14 年度の厚生労働科学研究（主任研究者：青野敏博「助産所における安全で快適な妊娠・出産環境の確保に関する研究」）で出されたガイドラインに，日本助産師会各県支部から聴取した会員の意見を整理し，助産所部会役員および本部役員で検討した修正案を，再度，研究でガイドラインを作成した産婦人科医師および小児科医師が検討修正したものである。

　日本産科婦人科学会/日本産婦人科医会編集・監修の『産婦人科診療ガイドライン―産科編 2011』は，エビデンスに基づいて記載されたガイドラインであり，改訂が重ねられている。NICU が無い施設における新生児搬送の対象となる徴候，新生児期の呼吸障害の原因，搬送を考慮すべき呼吸障害の症状，病的黄疸の目安，体温管理が必要になる場合について，表にまとめられている。

　American Academy of Pediatrics and American Heart Association の "Neonatal resuscataition Textbook"（6th ed, 2011）では児の観察を要する際にも両親が児に面会し，触れたり抱いたりすることを勧めている。またNICUに搬送された場合でも両親が自由に面会できるようにすべきだとしている。

　特定非営利活動法人SIDS家族の会による，「幼い子を亡くした家族への心のケアとSIDS危険因子に関する遺族・産婦人科・小児科・保育園へのアンケート調査結果」（平成15年度）では，ケアサポートの質として明確で十分な，配慮ある説明をすること，退院後のケア，および心のケアについて紹介することを挙げている。退院後のケアではまた病院を訪れて質問できるようにしておくことの必要性にも触れている。これは亡くなった子の家族へのアンケートであるが，新生児期に疾患を持ちNICUへ搬送された子どもの家族に対しても重要な意味があると思われる。

● 議論・推奨への理由（安全面を含めたディスカッション）

　新生児の蘇生法は標準化されたものがなかったが，consensus 2005に基づく日本版新生児心肺蘇生講習会が平成18年度から試行され，平成19年度より定期的に開かれ，現在では『日本版救急蘇生ガイドライン2010に基づく新生児蘇生法テキスト』に基づいて講習が行われており，日本の標準となっている。したがってこれを新生児蘇生の標準として行うことを推奨する。

　上記の日本版新生児心肺蘇生講習会の講習を受けたスタッフが出産に立ち会うことが望ましい。

　新生児搬送の基準は助産所業務ガイドラインに記載された搬送の基準に準ずる。搬送用の携帯保育器があると望ましい。

　第2・3次医療機関へ新生児の搬送を必要とする場合，家族，特に母親への対応については次のような配慮が必要である。新生児の状態が重篤であっても搬送前に母親と会わせること，可能であれば母親が新生児に触れ，抱きしめる時間を持つこと。搬送前の新生児の状況について母親を含めた家族に正確で配慮のある説明をすること。母親が退院した後も質問があれば出産した施設を訪れてよいこととその連絡方法を伝えておくこと。搬送された子が亡くなった場合，周産期の死亡の経験者の自助グループの連絡先や，分娩施設，入院施設の問い合わせ窓口などを伝えることが勧められる。

RQ 13　母乳育児の支援は？

推奨

母乳育児の支援には，出産前からの母親への母乳育児の利点とその方法に関する情報提供と産後の母乳相談プログラムなどの継続的ケアをする。また，出産/出生直後の早期母子接触（skin to skin contact）と引き続いての授乳の開始，以後の母子同室による自律授乳，地域の子育てグループなど非医療者のピアサポートが必要である。　　　　　[推奨の強さ B]

母親が自身の疾患や薬剤投与によって授乳できない場合にも，十分な説明と支援をする。そのためのシステムを，施設の授乳支援の中に組み込む。　　　　　[推奨の強さ B]

児が他院や自院の NICU に入院し，母子分離の状態になった場合でも，母親に母乳育児を勧め，母乳分泌の維持や搾乳法，搾乳した母乳の保存および搬送方法について，説明し，支援する。　　　　　[推奨の強さ B]

● 背　景

母乳育児を支援することは，母親の満足度を高める。母乳育児は，母親，乳児それぞれにメリットのあることが知られており，WHO/ユニセフによって「母乳育児を成功させるための10か条」（表1）が提唱されている。日本小児科学会でも母乳育児を推奨している。

● 研究の概略

RQ13検索式（第Ⅳ章表18参照）により追加検索を行い，2001年（医学中央雑誌2003年）以降のCS，CCT，RCT，SR，GLで，MEDLINE 42件，CINAHL 14件，CDSR 4件，DARE 16件，CCTR 30件，TA 5件，EE 8件，医学中央雑誌26件の結果を得た。これをスクリーニングした結果，4件のエビデンス文献を採用した。検索外の追加文献1件と合わせて，本研究では合計5件のエビデンス文献を採用した。

● 研究の内容：エビデンス文献

1. 厚生労働科学研究平成23年度分担研究報告書．母親が望む安全で満足な妊娠出産に関する全国調査．
2. Moore ER, Anderson GC. Randomized controlled trial of very early mother-infant skin-to-skin contact and breastfeeding status. J Midwifery Womens Health 2007;52(2):116-25.
3. Palda VA, Guise JM, Wathen CN; Canadian Task Force on Preventive Health Care. Interventions to promote breast-feeding: applying the evidence in clinical practice. CMAJ 2004;170(6):976-8.
4. Ekström A, Nissen E. A mother's feelings for her infant are strengthened by excellent breastfeeding counseling and continuity of care. Pediatrics 2006;118(2):e309-14.
5. Chung M, Raman G, Trikalinos T et al. Interventions in primary care to promote breatfeeding: an evidence review for the U. S. Preventive Services Task Force. Ann Intern Med 2008;149(8):565-82.

表1．WHO/ユニセフ 「母乳育児を成功させるための10か条」（1989）

1．母乳育児の方針を全ての医療に関わっている人に，常に知らせること
2．全ての医療従事者に母乳育児をするために必要な知識と技術を教えること
3．全ての妊婦に母乳育児の良い点とその方法を良く知らせること
4．母親が分娩後30分以内に母乳を飲ませられるように援助をすること
5．母親に授乳の指導を充分にし，もし，赤ちゃんから離れることがあっても母乳の分泌を維持する方法を教えてあげること
6．医学的な必要がないのに母乳以外のもの水分，糖水，人工乳を与えないこと
7．母子同室にすること。赤ちゃんと母親が1日中24時間，一緒にいられるようにすること
8．赤ちゃんが欲しがるときは，欲しがるままの授乳をすすめること
9．母乳を飲んでいる赤ちゃんにゴムの乳首やおしゃぶりを与えないこと
10．母乳育児のための支援グループを作って援助し，退院する母親に，このようなグループを紹介すること

● 科学的根拠（文献内容のまとめ）

　MooreによるRCTでは，早期母子接触（skin to skin contact；SSC）を行った児で，授乳行動が早いが，1ヵ月時の母乳育児率には差がなかったとしている。

　Paldaらの教育プログラムと母乳育児支援についてのシステマティック・レビューでは，出産前教育に加えて，対面あるいは電話での支援が母乳育児の開始と短期の持続を改善させたとしている。また，ピアカウンセリングは母乳育児率を増加させ，期間を延長させ，母子同室および早期母子接触（SSC）が母乳育児率に影響するとして勧めている。また，新しく母親になった人への退院時の宣伝パッケージは，母乳育児率を下げ，母乳育児の期間を短くするため禁止事項としている。

　Ekströmらの，母親の感情の調査では，プロセスに従った，出産前の助産師のケアと，出産後の看護師の継続性のあるケアが，完全母乳（exclusive breast feeding）の期間を長くし，母親の児との関係性と児に対する感情を強化するとしている。

　Chungらのシステマティック・レビューでは，先進国で母親に母乳育児を勧めることが，短期および長期の母乳育児に影響し，非専門家のピアサポートがより有効であったとしている。

● 議論・推奨への理由（安全面を含めたディスカッション）

　母乳育児を支援するには，出産前からの母親への情報提供と産後の継続的ケアが重要である。出産/出生直後の早期母子接触（SSC）と以後の母子同室は，授乳に大きな影響を与えるので，必要不可欠である。施設がこれらを行っていない場合は，施設の責任者にシステムの変更を提案する必要がある。

　地域の子育てグループなど非医療者のピアサポートも母乳育児継続に影響するので，それらのグループ作りや維持の支援が勧められる。

　疾患を持つ母親や薬剤投与を受けている母親でも多くは授乳が可能である。母親が自身の疾患や，薬剤投与によって，授乳できない場合にも，十分な説明と支援が必要である。そのためのシステムを，施設の授乳支援の中に組み込むべきである。

　産褥退院後は，医療者の継続的な関わりが必要である。そのために，産後2週間前後での授乳支援のための2週間健診や，乳房トラブルや母乳不足感に対応するための母乳外来を開設，運用することも勧められる。

参考：WHOでは，「母乳育児を成功させるための10か条」と「International Code of Marketing of Breast-milk Substitutes」（1981年第34回世界保健総会にて採択）を，母乳育児を広めるための2つの柱としている。

　WHO/ユニセフによる「母乳育児を成功させるための10か条」（表1）は，施設の母乳育児に対する基本方針の文書化，関連するスタッフへの周知，教育，SSC，母子同室，児の要求に応じた授乳，おしゃぶりや人工乳首の禁止，育児サークルの紹介など，上記のエビデンスを含んだ統合的な推奨となっている。これによる母乳育児率の向上および授乳期間の延長は，世界中のあらゆる地域で成果が得られている。

RQ 14　早期母子接触の支援は？

推奨

出産，出生後の母子の早期接触，特に早期母子接触（skin to skin contact）は児の体温が低下せず，母の愛着形成を促進して愛着行動を増し，母親の満足感が高く，母乳育児の率を上げ授乳の期間も長くする。母子共に状態が安定している場合，少なくとも出生直後1時間以内は，児の計測も含め母子分離せずに，早期接触を支援する。　　　　　　　　［推奨の強さ B］

母子の早期接触は衣服を介してではなく，肌と肌の接触により行う。　　　［推奨の強さ B］

母子の早期接触実施の前に，そのメリットとともに，出生直後では早期母子接触の有無にかかわらず，稀に児の疾患や未熟性により突然の呼吸停止や状態の変化があること等，十分な説明を行い，理解を得ておく。　　　　　　　　　　　　　　　　　　　　［推奨の強さ B］

母子の早期接触の実施にあたっては，施設ごとの開始および中止の規準を作成し，それに準拠するとともに，実施中は，器械を用いたモニタリングまたは観察項目に基づいた十分な観察を行い，母子の安全確保に努める。　　　　　　　　　　　　　　　　［推奨の強さ B］

● 背　景

日本では出生直後のカンガルーケアなど早期母子接触（skin to skin contact；SSC）が行われはじめているが，従来の沐浴，身体計測，点眼などのルーチンの処置が優先され，それらを変更できず，早期母子接触を行えないか，不十分となっている施設も多い。体温や呼吸状態などのバイタルサインの変化の見落しの心配もされている。

● 研究の概略

RQ14 検索式（第Ⅳ章表 19 参照）により追加検索を行い，2006 年以降の CCT，RCT，SR，GL で，MEDLINE 118 件，CINAHL 6 件，CDSR 23 件，DARE 25 件，CCTR 12 件，TA 15 件，EE 34 件，医学中央雑誌 1 件の結果を得た。これをスクリーニングした結果，4 件のエビデンス文献を採用した。検索外の追加文献 2 件，前回採用の文献 6 件のうち引き続き採用した 4 件と合わせて，本研究では合計 10 件のエビデンス文献を採用した。

● 研究の内容：エビデンス文献

1. 厚生労働科学研究平成23年度分担研究報告書．母親が望む安全で満足な妊娠出産に関する全国調査．
2. Moore ER, Anderson GC, Bergman N, et al. Early skin-to-skin contact for mothers and their healthy newborn infants. Cochrane Database Syst Rev 2012;5:CD003519.
3. Mori R, Khanna R, Pledge D, et al. Meta-analysis of physiological effects of skin-to-skin contact for newborns and mothers. Pediatr Int 2010;52(2):161-70.
4. Marin Gabriel MA, Llana Martín I, López Escobar A, et al. Randomized controlled trial of early skin-to-skin contact: effects on the mother and the newborn. Acta Paediatr 2010;99(11):1630-4.

5. Bystrova K, Ivanova V, Edhborg M, et al. Early contact versus separation: effects on mother-infant interaction one year later. Birth 2009;36(2):97-109.
6. カンガルーケア・ガイドラインワーキンググループ, 森臨太郎, 永井周子, 西澤和子, 白井憲司, 渡部晋一, 大木茂. 根拠と総意に基づくカンガルーケア・ガイドライン. 国際母子保健研究所, 2009.
7. Carfoot S, Williamson P, Dickson R. A randomised controlled trial in the north of England examining the effects of skin-to-skin care on breast feeding. Midwifery 2005;21(1):71-9.
8. Mizuno K, Mizuno N, Shinohara T, et al. Mother-infant skin-to-skin contact after delivery results in early recognition of own mother's milk odour. Acta Paediatr 2004;93(12):1640-5.
9. Carfoot S, Williamson PR, Dickson R. A systematic review of randomised controlled trials evaluating the effect of mother/baby skin-to-skin care on successful breast feeding. Midwifery 2003;19(2):148-55.
10. Righard L, Alade MO. Effect of delivery room routines on success of first breast-feed. Lancet 1990;336(8723):1105-7.

● 科学的根拠（文献内容のまとめ）

　1つのシステマティック・レビュー（Moore ら）では，早期母子接触（skin to skin contact；SSC）群で日齢3および28，生後1から3ヵ月での母乳育児，母乳育児の期間，児の体温の維持，児の啼泣，血糖，出産後数日の母の愛情ある接触のサマリースコアや授乳中の接触に有意に多かったとしている。さらに3ヵ月での母の見つめる行動と診察時に児を支える行動もSSCで多かった。SSCによる悪影響は認められなかったとしている。もう1つのシステマティック・レビュー（Carfoot ら）では母乳育児への影響が結論できなかったとしている。しかし，Carfootらのレビューした文献ではコントロールでも接触を行っているものが約半数のペアであり，それらが結果に影響を与えている可能性がある。

　Carfoot らは，RCT にて SSC で母乳育児率が上がることはなかったが，母親が SSC を楽しんでおり，次もそれを行いたいと希望しているとしている。

　Mizuno らの RCT では，早期接触群で児の母の母乳の匂いに対する行動は SSC 群で有意に増加し，さらに母乳育児の継続も SSC 群で有意に長かったとしている。

　Bystrova らの RCT では，早期母子接触をせずに2時間後から母子同室とした場合でも，早期接触をしなかった影響を補完出来なかったとして，早期接触の重要性が示されている。

　Marín らの RCT では，早期接触により，退院までの完全母乳率が増加し，胎盤娩出までの時間が短かったとしており，早期接触のオキシトシンへの影響が窺えるとしている。

● 議論・推奨への理由（安全面を含めたディスカッション）

　出産，出生直後の母子の早期接触は，児の顔を見つめる，キスする，話しかける，抱っこする，抱きしめるなどの母の愛着行動を増し，愛着形成を促進する。児への影響としては母親の母乳への反応を促進する。呼吸数の低下や心拍数の低下の可能性があるが，結論は出ていない。早期母子接触，特に skin to skin contact（SSC）では児の体温は低下しない。また，それ以外のSSCによる悪影響も報告されていない。SSCは母乳育児の率を上げ，授乳の期間を長くす

る。特にSSCの際の最初の吸啜には意味があると考えられる。早期母子接触のタイミングは重要で，出産直後の児が覚醒している時間帯である必要がある。最初の吸啜は生後20分から生後55分位までにほとんど起きるので，2時間前後行うことが望ましい。感受性の高いこの時が早期母子接触に適した時期である。生後2時間以降では児が眠ってしまうので，SSCは難しくなるし，吸啜行動がみられなくなる。母親は早期母子接触を楽しい経験として記憶し，次回の出産でもそれを望んでいる。

そしてこのことが母親の愛着形成に有効であり，これがその後の新生児期早期の母子関係をスムースに形成すること，さらにその後の育児に対するモチベーションを高めること，子の母親に対する信頼感を構築するのに重要であることを，周産期医療に携わる医療スタッフは基礎知識とする必要がある。

出生直後の新生児は，その疾患や未熟性により，呼吸障害や無呼吸を発症する可能性があり，その十分な観察も必要な時期である。

有志によって作成された，カンガルーケア・ガイドラインでは，「器械を用いたモニタリングおよび新生児蘇生に熟練した医療者による観察など安全性の確保」をした上で，2時間以上の出生直後の皮膚接触を勧めている。

SSCの実施にあたっては，実施前に，そのメリットと起こりうる状況について母親に十分説明し同意を得ることが勧められる。また，施設ごとの開始および中止の規準を作成し，それに準拠するとともに，実施中は，器械を用いたモニタリングまたは観察項目に基づいた十分な観察を行い，母子の安全性の確保に務めるべきである。

以上により，十分な観察のうえでの，出産，出生直後のSSCが推奨される。

RQ 15　産後の育児に向けた退院時の支援は？

推奨

　周産期医療機関から退院する際に，退院後の母親によく起こる問題（睡眠不足による母親の疲労，母乳不足感，乳房のトラブル，児の皮膚のトラブル）に対して，以下の適切なケアを，母親の心身の疲労を軽減できるように助言する。また，産後の母親が少しでも児の育て方に自信が持てるように，産後の母親に起こる問題を「夫や家族が理解し，育児に協力する」ように家族にも退院時に説明する。

　①　入院中は母乳量を気にせずに，適切な姿勢で深く乳首に吸い付けることを目標にする。
　②　頻回に吸わせ，母乳不足感の強い場合は，児の体重測定を含めた健診や母乳外来を受診する。
　③　乳首の擦過傷・乳房の硬結・乳汁鬱滞などの予防法と乳房のセルフケアを習得させる。
　④　皮膚の観察やおむつかぶれの予防と手当を習得する。
　⑤　退院後家庭では新生児に合わせた生活リズムで一緒に眠ることで睡眠不足を補う。

【推奨の強さC】

　退院後，育児の相談できる医療機関・助産院や子育ての地域資源（育児サークル，育児教室，NPO法人の相談事業，市町村の母子保健相談窓口・保健センター，市町村の新生児訪問事業，等）の最寄り窓口を紹介し，また退院後も引き続き「専門家に相談ができる」ように，退院時に紹介する。

【推奨の強さC】

　虐待リスクの有無を確認し，該当する場合には，退院までに愛着を示す言動を確認する。「育児に自信が無い」という母親では，初産の母親などに通常見られる育児不安の有無を確認する。妊娠期からの支援の必要性のある特定妊婦や子どもの状況（表1，2），母親の行動に虐待リスクのサイン（表3）が見られる場合は，居住する市町村に情報提供し，養育支援訪問事業などに繋げる。

【推奨の強さC】

● 背　景

　産後の母親が子育てを楽しく行うには，産後も満足な医療サービスが提供され，安心して児に没頭できるよう心身共に安全な育児環境が必要である。それにより母子関係を促し，育児に自信が持てるようになることが期待される。

● 研究の概略

　RQ14検索式（第Ⅳ章表20参照）により追加検索を行い，2001年（医学中央雑誌2003年）以降のCS，CCT，RCT，SR，GLで，MEDLINE 90件，CINAHL 13件，CDSR 3件，DARE 11件，CCTR 27件，TA 1件，EE 7件，医学中央雑誌144件の結果を得た。これをスクリーニングした結果，RCTや比較調査は無く不採用となった。検索外の追加文献2件を，本研究では合計2件のエビデンス文献を採用した。このうち，RQ15に対応した地域での相談事業に関する報告書1件を採択した。

表 1. 虐待のハイリスク例チェックリスト：児童虐待等の社会的リスク妊娠の見分け方

妊娠初期チェックリスト
- □ 妊娠出産歴（回数多い）
- □ 妊娠届出週数（妊娠 23 週以降）
- □ 死産や突然死歴
- □ 精神疾患がある（精神科の薬を内服中・マタニティーブルーズや産後うつ病等含む）
- □ 知的障害がある
- □ アルコールまたは薬物依存が現在または過去にある

- □ 経済困難
- □ 住所が不確定（居住地がない），転居を繰り返す家庭である
- □ 親族や地域社会から孤立した家庭（例：宗教等から周囲との関係を拒否等）である
- □ 一人親・未婚・連れ子がいる再婚である
- □ 内縁者や同居人がいる家庭である
- □ 多子かつ経済的困窮世帯である，衣服等が不衛生である
- □ 経済的不安（夫婦ともに不安定な就労，無職等）がある
- □ 夫や祖父母等身近の支援者がない
- □ 夫婦不和，配偶者からの暴力（DV）等不安定な状況にある家庭である

- □ 望まない妊娠
- □ 婚姻状況（再婚・未婚・離婚等）
- □ 若年妊娠
- □ 虐待歴・被虐待歴がある
- □ 望まない妊娠，妊娠・中絶を繰り返している
- □ こだわりや，子どもへの関心が異常に強い
- □ 話の要領を得る受け答えができない
- □ 子どもを抱かない等子どもの世話を拒否，子どもをかわいいと思えない等の言動がある
- □ 元来，性格が攻撃的・衝動的である
- □ 育児に対する不安やストレスが高い（保護者が未熟等）

出産前後チェックリスト
- □ 母子健康手帳未発行・妊婦健康診査未受診・妊娠後期の妊娠届
- □ 妊婦健診を定期的に受けていない
- □ 妊娠中・産後の心身の不調がある
- □ とびこみ出産，墜落分娩等
- □ 子どもとの関わり方が不自然
- □ 話の要領を得る受け答えができない
- □ 育児の協力者がいない
- □ 親に不眠や食欲不振，アルコール，薬物，タバコ等の嗜癖や極端な潔癖症がある
- □ 家庭内不和，DV がある
- □ 転居を繰り返す
- □ 地域や社会から孤立している
- □ 情報提供の同意が得られない
- □ エジンバラ産後うつ病質問票利用（http://www.yoshida-hospital.org/epds/doc/q.html）
- □ 出生届出が遅い，出さない
- □ 未熟児，NICU 入院歴がある
- □ 育てにくい（ミルクを飲まない，よく泣く等）
- □ 体重増加が悪い
- □ 多胎妊娠・出産である
- □ 先天性疾患がある
- □ 胎児に疾病，障害がある
- □ 身体発育の遅れがある

（日本産婦人科医会：妊娠等について悩まれている方のための相談援助事業連携マニュアル，平成 23 年 10 月．より）

表2. 支援の必要性を判断するための一定の指標（項目の例示）

妊娠期からの支援の必要性<特定妊婦>	・若年 ・経済的問題 ・妊娠葛藤 ・母子手帳未発行・妊娠後期の妊娠届 ・妊婦健康診査未受診など ・多胎 ・妊婦の心身の不調 ・その他
基本情報	・子どもの年齢 ・家族構成 ・関与機関または経路（機関名　担当者　経過） ・乳児家庭全戸訪問事業実施報告（支援の必要性有り・検討のための要調査等）
子どもの状況	・出生状況（未熟児または低出生体重児など） ・健診受診状況 ・健康状態（発育・発達状態の遅れなど） ・情緒の安定性 ・問題行動 ・日常のケア状況・基本的な生活習慣 ・養育者との関係性（分離歴・接触度など）
養育者の状況	・養育者の生育歴 ・養育者の親や親族との関係性 ・妊娠経過・分娩状況 ・養育者の健康状態 ・うつ的傾向等 ・性格的傾向 ・家事能力・養育能力 ・子どもへの思い・態度 ・問題認識・問題対処能力 ・相談できる人がいる
養育環境	・夫婦関係 ・家族形態の変化及び関係性 ・経済状況・経済的基盤・労働状況 ・居住環境 ・居住地の変更 ・地域社会との関係性 ・利用可能な社会資源

（厚生労働省 http://www.mhlw.go.jp/bunya/kodomo/kosodate08/03.html
養育支援訪問事業ガイドライン，平成21年4月より）

● 研究の内容：エビデンス文献

1. 厚生労働科学研究平成23年度分担研究報告書．母親が望む安全で満足な妊娠出産に関する全国調査．
2. 日本産婦人科医会．妊娠等について悩まれている方のための相談援助事業連携マニュアル，平成23年10月．

● 科学的根拠（文献内容のまとめ）

　本研究班の全国調査で，満足度（あるいは不満足度）と関連する項目のうち，産後退院して

表3. 子ども虐待への気づきのサイン（日本小児科学会）

```
＜周産期のリスク判定＞
 ① 妊娠届けが遅い
 ② 妊婦健診を受けていない，回数が少ない
 ③ 妊娠を知っているのにアルコール，薬物やタバコをやめない
 ④ 「産みたくない」などと妊娠に対する拒否
 ⑤ 故意に流産を誘うような行為をする
 ⑥ 母子健康手帳を持っていない
 ⑦ 分娩・出産用品の準備をしない
 ⑧ 飛び込み出産，墜落分娩，自宅や裏庭での出産
 ⑨ 出生届を出さない
 ⑩ 生まれた子どもに関心を示さない，抱かない
 ⑪ DVがある
 ⑫ 10代の親
 ⑬ ひとり親
＜乳幼児のサイン＞
 ① 低身長・低体重
 ② 体の外傷，あざ，火傷
 ③ 骨折，頭蓋内出血などの既往
 ④ 無表情，活気のなさ，おびえ，落ち着きのなさ，多動
 ⑤ 体の汚れ，衣服の汚れ
 ⑥ 虫歯が多い，歯槽膿漏，口の中の傷
 ⑦ 年齢にふさわしくない性的な行動，表現およびことば
 ⑧ 他の子どもに乱暴，暴力的
 ⑨ 誰にでもべたべたする，親の傍に近寄りたがらない
＜親のサイン＞
 ① 子どもと一緒にいても楽しそうでない，抱きしめたり，視線を合わせない
 ② 「子どもが嫌い」と否定的なことを言い，子どもを見る目が険しい
 ③ 家族のことを話したがらない，ガードが固い
 ④ 自然食や育児マニュアルに固執し，潔癖性が目立つ
 ⑤ 新生児訪問や乳幼児健診を受けていないまたは拒否する（母子手帳が真っ白）
 ⑥ 予防接種を受けていないまたは拒否する
 ⑦ 親の成育歴に虐待やネグレクトがある
 ⑧ 体の外傷，あざ，火傷などDVを疑わせる
＜家族のサイン＞
 ① 兄弟で死亡した子がいる。施設や身内に預けられた子がいる
 ② 家を閉め切っている。子どもがいるように見えない
 ③ 完璧に片づいた部屋で，生活のにおいがしない
 ④ 家の中がゴミの山で，足の踏み場がない
 ⑤ 「お金がない」といいながら，パチンコをしているなど，生活とお金の使い方に違和感がある
 ⑥ 約束を守れない
 ⑦ 転居が多い
```

（日本小児科学会子ども虐待問題プロジェクト：子ども虐待診療手引き18―乳幼児健診における虐待への気づき，2006.4.より）

から，満足な気持ちで楽しく育児生活を過ごせるように，具体的な育児の心配事に関する助言を含めて，介入可能な行動に関する項目をガイドラインに挙げた。

また，退院後，相談できる人が居ることが満足度と関係することから，退院後も育児を支援できる連携体制を整備することが必要である。

● 議論・推奨への理由（安全面を含めたディスカッション）

　退院後はあくまでも「母親とその夫」が主体的に育児を行い，保健医療者はそれを支援する立場である。支援としては，主に以下の3点が考えられる。

①母親の不満足と関係のあった，育児の心配事，母親の心身の悩み，夫や家族の協力にを促す家族関係の調整など，具体的な助言を行うこと。

②産後の育児の心配事が，通常の育児不安の範囲か，あるいは虐待のリスク因子に関連した産後うつか，アセスメントする必要がある。

③退院後の相談相手が居ないことが不満足と関係していたことから，相談窓口を，地域ごとに具体的に紹介することが必要である。また，出産施設からの電話訪問や，乳房トラブルの解消と母乳育児を同時に機能する「母乳育児外来」を勧めることも1つの方策である。

III. 構造化抄録のまとめ

RQ 1　妊産婦の要望とリスクを考慮した分娩施設の対応は？

文献 1　厚生労働科学研究平成 23 年度分担研究報告書：母親が望む安全で満足な妊娠出産に関する全国調査．
- 研究デザイン
  層化無作為抽出法による質問紙を使用した横断調査（疫学調査）
- 簡単なサマリー

　44 都道府県 11 地方における大学病院，一般病院，診療所，助産院 459 施設で平成 23 年 8～12 月に 1 ヵ月検診に来院した褥婦 4,020 人を対象に自記式調査を行った．ロジスティック解析で，妊娠期ならびに分娩時の医療サービスへの満足度は，診療所は大学病院に比し高く（妊娠期調整 OR 2.00 CI 1.47-2.27，分娩期調整 OR 1.79 CI 1.13-2.84），助産院も同様であった（妊娠期調整 OR 2.91 CI 1.78-4.76，分娩期調整 OR 3.24 CI 1.44-7.31）．分娩期の満足度は，正常経過の産婦では診療所と助産院が同様に高く，異常のあった産婦では施設較差が認められなかった．

　妊娠中から産後までの全体的な満足度は診療所が大学病院の 3.02 倍高かった．妊婦健診施設と分娩施設が同じ場合，妊娠中および産後の満足度が約 1.2 倍高かった．
〈以下は施設別に解析し特性を列挙〉

　施設選択理由：「評判が良いから，対応が良い，以前も良かった」，継続ケア（妊娠中から産後まで同じ医師または助産師），出産費用の説明，経過説明，産痛緩和，娩出時仰臥位，早期母子接触，健診後すっかり安心，心身の理解，意思尊重，気持ちを理解し安心させてくれた，お産の時尊重された感じ，退院後医療者に相談した結果，満足の項目は第 1 次分娩施設の方が有意に高かった．

- EL
  2++

文献 2　Birthplace in England Collaborative Group, Brocklehurst P, Hardy P, Hollowell J, et al. Perinatal and maternal outcomes by planned place of birth for healthy women with low risk pregnancies: the Birthplace in England national prospective cohort study. BMJ 2011;343:d7400.
- 研究デザイン
  前向きコホート研究，比較研究
- 簡単なサマリー

　目的：ローリスク妊婦における，出産場所別（non-obstetric unit group vs obstetric unit group）の臨床結果を比較．

　方法：英国の NHS が提供する 4 種の分娩施設（家庭分娩サービス，独立助産ユニット，病院併設助産ユニット，層化無作為抽出した産科ユニット）で分娩予定の，単胎，37 週以上の 64,538 人の女性から，250 項目の分娩結果を収集．

　結果：ローリスク女性（単胎，37 週以降）における周産期の異常発生率は全分娩施設で低い

（4.3/出生1,000対）。
・周産期の児の異常の発生率は対象者全体では，どの助産ユニットも産科ユニットとの差が無い。しかし，陣痛開始時の何らかのcomplicationを除外して調整すると，家庭分娩は産科ユニットに比べ，周産期の児の異常の発生頻度が高い（RR 1.59, 95% CI 1.01-2.52）。独立助産または病院併設助産ユニットは産科ユニットとの差は無い。
・初産婦では，家庭分娩での周産期の児の異常の発生頻度は9.3/出生1,000対（95% CI 6.5-13.1）で，産科ユニット（6.5/出生100対, 95% CI 6.5-13.1）に比し高い。独立助産ユニットや病院併設助産ユニットは産科ユニットとの差は無い。経産婦では上記の差は無い。
・医療介入は，家庭分娩または独立助産ユニットは，産科ユニットよりも少なく（RR 0.25-0.40），分娩第3期に積極的な介入を控えている（RR 6.75-4.42）。
・搬送率は，第1子では出産後産科ユニットに搬送される率が40%と高く，家庭分娩45%，病院付属助産ユニット40%，独立助産ユニット36%であった。第2子以降の搬送率は約10%である。

結論：ローリスクの健康な妊婦に出産場所を選ぶよう提案する政策が支持された。経産婦では，家庭分娩や助産ユニットでの分娩は産科ユニットよりも医療介入が少なく，周産期の異常発生に影響しなかった。一方，初産婦では，家庭分娩で医療介入が少ないが周産期の結果が悪く，家庭分娩や助産ユニットからの搬送率が高かった。

● EL
　2++

文献3 Evers AC, Brouwers HA, Hukkelhoven CW, et al. Perinatal mortality and severe morbidity in low and high risk term pregnancies in the Netherlands: prospective cohort study. BMJ 2010;341:c5639.

● 研究デザイン
　前向きコホート研究
● 簡単なサマリー
　目的：周産期死亡の発生率と重篤な周産期疾患の罹患率を，助産師によるプライマリケアで管理されているローリスクの37週以降の妊婦と，産科医により第2次医療機関で管理されているハイリスク妊婦とで比較
　方法：オランダの周産期登録の集合データを使った前向きコホート研究
　結果：研究期間に37,735人出生。全体の周産期死亡率は2.26/分娩1,000対（95% CI 2.11-3.14）で，初産婦は経産婦より有意に高い（相対RR 1.65, 95% CI 1.11-2.45）。分娩関連の周産期死亡は，助産師が管理するプライマリケアで分娩開始したローリスク産婦の新生児では，産科医が第2次医療機関で管理するハイリスク妊産婦に比べ，有意に高い（相対RR 2.33, 95% CI 1.12-4.83）。NICU入院率は差は無い。分娩中助産師が医師に照会した産婦の児では，産科医の管理下のハイリスク妊産婦の児に比べ，分娩関連の周産期死亡が3.66倍高く，NICU入院が2.5倍（2.51, 95% CI 1.87-3.37）高い。
　結論：この研究の重大な限界は，大きな分娩登録データの集合データを使用しているため，臨床結果に影響を与える交絡因子の調整をしていないことである。（すなわち，様々な影響要因が交絡する中で，独立して真に関係のある因子を多変量解析していないので，慎重な解釈を要する。）

- EL

  2++

文献4 van der Kooy J, Poeran J, de Graaf JP, et al. Planned home compared with planned hospital births in the Netherlands: intrapartum and early neonatal death in low-risk pregnancies. Obstet Gynecol 2011;118(5):1037-46.

- 研究デザイン

  国の周産期登録データの観察研究

- 簡単なサマリー

  目的：地域の助産師が主導して行った分娩を case mix adjustment した後，その分娩における周産期死亡（分娩中および早期新生児死）の死亡率を，元々予定した家庭分娩と，予定していた病院分娩とで比較。

  方法：オランダの周産期登録の集合データを使った観察研究。2000～2007年に地域の助産師主導で分娩した679,952人の単胎のローリスク産婦。

  結果：周産期死亡（分娩中および生後0～7日の早期新生児死）の死亡率は家庭分娩で0.15%＜病院分娩で0.18%（粗 OR 0.80, 95% CI 0.71-0.91），case mix adjustment 後は家庭分娩での死亡率に有意な増加は無い（粗 OR 1.05, 95% CI 0.91-1.21）。リスク群のサブグループ（SFD，早産，低アプガースコア，先天異常，これらの複合）では，特に複合リスクの場合，新生児死亡率（粗 OR 276.6, 95% CI 240.3-318.3）がさらに（20%まで）上昇するかもしれない。多変量解析では，母体のリスク因子（初産婦調整 OR 1.67，年齢19歳未満と35歳以上，人種）のみ抽出され，予定した分娩場所は死亡率に影響を与えていなかった。リスク群のサブグループでは，家庭分娩で死亡率がやや逆転したが（調整 OR 1.05），病院分娩との有意差は無かった。このグループでは母体因子の死亡率への影響は限定的であった。

  結論：通常の状況下でのローリスク産婦の家庭分娩は一般的に周産期死亡率の増加と関連が無かった。しかし，サブグループでは，さらに他のリスクを排除できていない（死亡率に影響する他の因子について，今後検討が必要）。

- EL

  2+

文献5 Hodnett ED, Downe S, Edwards N, et al. Home-like versus conventional institutional settings for birth. Cochrane Database Syst Rev 2005;(1):CD000012.

- 研究デザイン

  RCT のシステマティック・レビュー

- 簡単なサマリー

  基準を満たし，有効な結果が提供された8,677人の産婦を含む6つの RCT が検討されていた（UK，オーストラリア，カナダ，スウェーデン）。RCT の質は様々であるため，項目ごとに使用された文献数は異なっていた。

  その結果，家庭のような出産環境は，従来どおりの病院でのケアに比べて，胎児心音異常の減少（2RCT, 6,354人）0.77 95% CI [0.70-0.85]，硬膜外麻酔の減少（6RCT, 8,645人）0.83 [0.75-0.92]，仰臥位での分娩の減少（1RCT, 1,608人）0.64 [0.56-0.72]，自然経腟分娩の増加（5RCT, 8,529人）1.03 [1.01-1.06]，会陰切開の減少（5RCT, 8,529人）0.85 [0.74-0.99]，会

陰裂傷の増加（4RCT, 8,415人）1.08 [1.03-1.13]，母乳栄養の増加（2RCT, 1,431人）1.05 [1.02-1.09]，6～8週時の母乳栄養の増加（2RCT, 1,431人）1.06 [1.02-1.10]，産後の高い評価（1RCT, 2,844人）1.14 [1.07-1.21]，次も同じ状況を望むことの増加（1RCT, 1,230人）1.81 [1.65-1.98] が認められた。

　次の項目に関しては有意な差は認められなかった。陣痛誘発，陣痛促進，分娩第1期遷延，分娩第2期遷延，器機を使用した分娩，帝王切開分娩，産後出血，新生児仮死，周産期死亡等。

　これらの結果から，家庭のようなsettings（場所）での分娩は，出産の安全を損なわずに，医療介入を減らし母親の満足を増加させる。

● EL
　1+

文献6 Waldenstrom U, Nilsson CA. Women's satisfaction with birth center care: a randomized, controlled study. Birth 1993;20(1):3-13.

● 研究デザイン
　RCT

● 簡単なサマリー
　スウェーデン産科的にローリスクの1,230人の女性が対象。病院内のバースセンターのケアを受ける介入群617人，標準的な産科医のケアを受ける対照群613人。対象属性に有意差は無い。介入群の185人（30％）が妊娠中・分娩中の医療的な理由（流産，中絶，早産，妊娠高血圧症候群，遷延分娩，過期妊娠など）で転院（12.5％が妊娠中の転院）した。対象自身の希望でバースセンターでの出産を辞退が3.2％，産後に搬送が1.1％，最終的にバースセンターで出産したのは66.8％であった。

〈再来希望〉
　介入群（n=585）：バースセンター88.7％，産科分娩室3.8％，他の病院6.1％，自宅2.2％，
　対照群（n=541）：バースセンター52.7％，分娩室19.0％，他の病院26.6％，自宅5.5％。

〈妊娠～産後ケアの満足度（7段階の平均）〉
　妊娠中・分娩中・産後のケアの満足度はいずれも介入群の方が有意に高かった。

〈産後の滞在日数と家庭訪問〉
　介入群の方がより長い産後の滞在を，対照群はより短い産後の滞在を望んでいたが，両群の大多数の女性は滞在期間に満足していた。産後に家庭訪問を受けたのは介入群71.2％，対照群35.7％であった。（p＜0.001）

〈バースセンターのルーチンについての産後2ヵ月後の評価（7段階スケールの平均値）〉
　介入群の方が「妊娠中～産後まで同じ施設のケア」「早期退院」「家庭訪問」「妊娠中・分娩中の搬送」「ルーチンに超音波検査をしない」「胎児モニタリングをしない」「硬膜外麻酔をしない」などの項目に関して有意に評価点数が高かった。（p＜0.001）

● EL
　1+

RQ 2　分娩期の医療者以外の付き添い（立ち会い）は？

文献1 厚生労働科学研究平成23年度分担研究報告書．母親が望む安全で満足な妊娠出産に関する全国調査．

- ● 研究デザイン

  層化無作為抽出法による質問紙を使用した横断調査（疫学調査）

- ● 簡単なサマリー

  44都道府県11地方における大学病院，一般病院，診療所，助産院459施設で平成23年8〜12月に1ヵ月検診に来院した褥婦4,020人を対象に自記式調査を行った。

  立ち会い分娩は夫53％，親12％，その他5％，誰も居ない41％であった。経腟分娩では各々59％，12％，5％，36％で，プライマリ施設ほど立ち会い分娩が多く，夫の立ち会いは前回2006年の全国調査の39％から59％に有意に増加し，誰も付き添いの無い割合は56％から36％に有意に減少した。

  分娩時の満足度は，「上の子ども」が付き添った人ではそうでない人に比べ分娩時の満足度が有意に高く，「親」が居た場合は逆に分娩時および全体的な満足度が有意に低かった。本研究班の全国調査では，「夫」の付き添い（立ち会い）は単解析では満足度との関連がみられた。

  満足度を従属変数としたロジスティック解析で，陣痛室で誰か居た場合，そうでなかった場合に比べ，分娩時の満足度が有意に高かった（調整OR 14.14, 95％ CI 1.66-120.52, p＝0.015）。その他の医療者に傍に居て欲しかった人は（調整OR 0.53, CI 0.42-0.67, p＜0.0001），十分傍に居て安心できたと答えた人に比べ満足度が有意に低かった。

- ● EL

  2++

文献2 Plantin L, Olukoya AA, Ny P. Positive health outcomes of fathers' involvment in pregnancy and childbirth paternal support: a scope study literature review. Fathering 2011;9(1):87-102.

- ● 研究デザイン

  システマティック・レビュー

- ● 簡単なサマリー

  目的：欧州の男性の妻（パートナー）の妊娠中と分娩時における関わりと，それが男性自身，パートナー，子どもの健康の結果にどのように関連するかを文献から明らかにする。しかし，男性の親性に関する資料は少ない。母子保健サービスが男性にも届く道を拓くことは重要である。新しい知見を開発するため，初期の研究は既存の研究資料がある分野（男性，男らしさ，父親に関する社会科学）などの学際的なアプローチを考慮すべきである。

- ● EL

  1+

文献3 Campbell D, Scott KD, Klaus MH, et al. Female relatives or friends trained as labor doulas: outcomes at 6 to 8 weeks postpartum. Birth 2007;34(3):220-7.

- ● 研究デザイン

  RCT

- ● 簡単なサマリー

  対象：600人の初産婦をドゥーラサポート（n＝300）か標準的なケア（n＝300）の2群に割り付けた。

  方法：母親になる女性とその支援者は陣痛室での継続的な医学領域でないドゥーラサポートについて2時間のクラスを受けた。第2段階で，分娩後6～8週に，研究参加者（各々n＝229，n＝265，計n＝494）に電話で42項目の質問をインタビューした。

  その結果，ドゥーラサポートを受けた女性は，標準的なケアを受けた女性よりも前向きで出産を心待ちにして，胎児や他人からの支援や自己の価値をポジティブに認識していた。また，ほとんどの母親が母乳育児をし，病院で受けたケアに非常に満足していた。

  結論：最低限のドゥーラの訓練を受けた女性の友人や親戚の女性から分娩時に支援を受けると，経産婦の産後の健康や新生児の健康を促進し，コストも安い。（統計解析はしていない）

- ● EL

  1＋

文献4 Hodnett ED, Gates S, Hofmeyr GJ, et al. Continuous support for women during childbirth. Cochrane Database Syst Rev 2012;10:CD003766.

- ● 研究デザイン

  システマティック・レビュー

- ● 簡単なサマリー

  基準を満たした（オーストラリア，ベルギー，ボツワナ，カナダ，フィンランド，フランス，ギリシャ，グァテマラ，メキシコ，南アフリカ，USAの）15のRCT（12,791人）が検討された。項目は麻酔の有無，分娩方法，分娩時間，人工破膜，新生児の状態，出産への不満や否定的な評価，女性の心理的健康（産後うつ，自尊心），パートナーとの信頼関係など，項目ごとに使用された文献が異なる。

  このうち8件の研究では看護職など病院の職員により付き添いがなされていた。その他の7件の研究では職員以外，例えば訓練を受けた，あるいは訓練を受けていない女性，出産エデュケーター，退職した看護師，女性の家族などであった。9件の研究では夫やパートナーなどの付き添いは認められていたが，残りの6件の研究では認められていなかった。

  〈分娩に関して〉

  付き添いが病院職員か否かに関わらず，鎮痛薬の使用頻度は統計的有意に減少した（病院職員以外　RR 0.83 95% CI 0.77-0.89）。その他，分娩時間などに有意差は認められなかった。また，付き添いが病院職員か否かに関わらず，帝王切開分娩，吸引鉗子分娩の頻度は統計的有意に減少し，自然経腟分娩は増加した（病院職員以外の場合　自然経腟分娩　RR 1.12 95% CI 1.07-1.18，吸引鉗子分娩　RR 0.59 95% CI 0.42-0.81，帝王切開分娩　RR 0.74 95% CI 0.61-0.90）。会陰の裂傷に関しては，病院職員，病院職員以外を問わず有意差を認めなかった。

  〈新生児に関して〉

  アプガースコアに関しては有意差を認めなかった（アプガースコア5分値で7未満：全体

RR 0.81 95% CI 0.56-1.16；病院職員以外　RR 0.64 95% CI 0.22-1.92)。新生児病棟入院に関しても有意差を認めなかった（RR 0.94 95% CI 0.82-1.09)。

〈女性の満足度，心理などに関して〉

病院職員による付き添いでは女性が満足しなかった割合には有意差を認めなかった（RR 0.83 95% CI 0.67-1.02)が，付き添いが病院職員以外の場合は有意に減少した（RR 0.64 95% CI 0.58-0.78)。1件のランダム化比較試験では産後の抑うつに関して報告していたが，有意差を認めなかった（RR 0.89 95% CI 0.75-1.05)。また，別の1件では産後の自我に対する自信の程度を報告していたが，同様に有意差を認めなかった（RR 1.07 95% CI 0.82-1.40)。

分娩中の付き添いにより，有意に自然経腟分娩が増加した。この効果は医療者よりも医療者以外の付き添いによる効果が高い傾向にあった。新生児に関する影響や，長期の観察結果に関してはほとんど報告がなされていなかった。

分娩の早期から支援することによってポジティブな分娩結果となる。すべての女性は陣痛や分娩の間を通して支援を受け，励まされるべきである。

- EL

　1++

RQ 3　助産師のケアは？

文献1　厚生労働科学研究平成23年度分担研究報告書．母親が望む安全で満足な妊娠出産に関する全国調査．

- 研究デザイン

　層化無作為抽出法による横断調査（疫学調査）

- 簡単なサマリー

44都道府県11地方における大学病院，一般病院，診療所，助産院459施設で平成23年8〜12月に1ヵ月検診に来院した褥婦に自記式調査を行った。このうち有効回答（帝王切開分娩を含む）した4,020人を対象として，妊娠中のケア，分娩介助者，および産後のケアと満足度との関係，次いで分娩介助者と分娩時の医療介入処置・臨床結果との関連を検討した。

妊娠中バースプランの相談を助産師にした女性は，そうでない人に比べて妊娠中の満足度が1.48倍（95% CI 1.28-1.72）高かった。分娩の直接介助者による分娩時の満足度は差が無かった。陣痛室で医療者が誰も居なかった人は，誰か居た人に比べ分娩時および全体的な満足度が有意に低かった。退院後，育児の相談を助産師にした人は，その他の人に相談した人に比べ産後1.34倍（95% CI 1.14-1.58）および全体的な満足度が有意に高かった。

- EL

　2++

文献2　Hatem M, Sandall J, Devane D, et al. Midwife-led versus other models of care for childbearing women. Cochrane Database Syst Rev 2008;(4):CD004667.

- 研究デザイン

　RCT，システマティック・レビュー

● 簡単なサマリー

目的：産婦とその乳児のための助産師主導のケアモデルと，他のモデルとを比較

方法：ローリスク経腟分娩の妊産婦（12,276例）を対象とした，RCTおよび類RCTのメタアナリシス

結果：11試験（妊産婦12,276例）を解析。助産師主導のケアモデルでは，妊娠中の入院（RR 0.90，95% CI 0.81-0.99），局所麻酔（RR 0.81，95% CI 0.73-0.91），会陰切開（RR 0.81，95% CI 0.73-0.91），および吸引鉗子分娩が少なく，分娩中の麻酔（RR 1.16，95% CI 1.05-1.29），自然分娩（RR 1.04，95% CI 1.02-1.06），分娩中コントロールできた感じがし（RR 1.74，95% CI 1.32-2.30），顔見知りの助産師に付いてもらい（RR 7.84，95% CI 4.15-14.81），授乳を始めた（RR 1.35，95% CI 1.03-1.76）が，帝王切開分娩のグループでは上記の差が無かった（RR 0.96，95% CI 0.87-1.06）。

妊娠24週以降または全期間の胎児死亡や新生児死亡と比べ，統計的な差は無かった。

結論：ほとんどの妊産婦は助産師主導のケアを提供されるべきであり，このオプションを申し出るよう奨励すべきである。しかし，医学的・産科的な問題のある妊産婦では，この助言を実践するにあたり注意しながら遂行すべきである。政策策定者は助産ケアが施設内外での妊娠中のケアにも利点が有ることに気づくべきである。

● EL

1++

文献3 Bernitz S, Rolland R, Blix E, et al. Is the operative delivery rate in low-risk women dependent on the level of birth care? A randomised controlled trial. BJOG 2011;118(11):1357-64.

● 研究デザイン

RCT

● 簡単なサマリー

目的：同じ病院内の併設の助産師主導の分娩ユニットと標準的な産科ユニットにおける，ローリスク産婦の帝王切開分娩率を比較

方法：自然陣痛発来時にローリスクと判断された1,111人の産婦を，無作為に3種ユニット（特別ユニット，普通ユニット，助産師主導ユニット）に割り付けた。

結果：3ユニットで帝王切開分娩率（助産ユニット16.3%，通常ユニット18.0%，特別ユニット18.8%）に有意差が無かった。産後出血，肛門括約筋の損傷，あるいは新生児の予後についても3ユニット間の有意差が無かった。陣痛促進（助産ユニット vs 通常ユニット RR 0.73，95% CI 0.59-0.89，助産ユニット vs 特別ユニット RR 0.69，95% CI 0.56-0.86），硬膜外麻酔（助産ユニット vs 通常ユニット RR 0.68，95% CI 0.52-0.90，助産ユニット vs 特別ユニット RR 0.64，95% CI 0.47-0.86），および鍼灸（助産ユニット vs 通常ユニット RR 1.45，95% CI 1.25-1.69，助産ユニット vs 特別ユニット RR 1.45，95% CI 1.22-1.73）は統計的に有意差があった。

結論：ローリスク産婦の場合，助産師主導の方が，陣痛促進や硬膜外麻酔の医療介入が少なく，分娩様式，産後出血，肛門括約筋の損傷，新生児の予後など，異常の発生率に差が無いことが確認された。

● EL

1++

文献4 Law YY, Lam KY. A randomized controlled trial comparing midwife-managed care and obstetrician-managed care for women assessed to be at low risk in the initial intrapartum period. J Obstet Gynaecol Res 1999;25(2):107-12.

- 研究デザイン

  RCT

- 簡単なサマリー

  ローリスク女性への分娩期における助産師管理のケアと産科医管理のケアの効果を比較することを目的とし，香港の大学病院で，1,050人の産婦を対象にRCTが行われた。実験群グループA：助産師によるケアを受ける563人（54％）の産婦と，コントロール群グループB：産科医によるケアを受ける487人（46％）の産婦をランダムに割り付けた。そのケアによって分娩所要時間，産科処置（鉗子分娩，点滴，会陰縫合），出生後の母体の状態（産後出血，胎盤遺残），児の状態（アプガースコア，保育器の使用）等を比較した。

  助産師にケアを受けた実験群はオキシトシンや静脈注射の使用は少なく，両群間に分娩様式や児の出生状態，産後の母体の状態に有意差は認められない。よって助産師によるローリスク産婦のケアの安全性が確認された。

- EL

  1++

文献5 Hundley VA, Cruickshank FM, Lang GD, et al. Midwife managed delivery unit: a randomised controlled comparison with consultant led care. BMJ 1994;309(6966):1400-4.

- 研究デザイン

  RCT，ITT分析

- 簡単なサマリー

  スコットランドのGrampianの一般開業医で予約した2,844人のローリスク妊婦。1,900人は助産師のユニット（院内助産院）に割り付けられ，944人は産科病棟に割り付けられた（2群に差は無し）。助産師ユニットまたは産科病棟で分娩のケアを受ける。助産師のユニットは5つの個室で，専門医が主導する産科病棟から20ヤード（15m）離れている。安全で家庭的な環境の中で，妊婦が自分で分娩を選択し，助産師が分娩ケアの全責任を担っている。

  助産師ユニットに割り付けられた妊産婦のうち，647人（34％）が産前に，303人（16％）が分娩中に産科病棟に転送された。80人（4％）は追跡できなかった。870人（46％）が助産師ユニットで出産した。初妊婦（255/577人，44％）は分娩時に病院への搬送が経産婦（48/577人，8％）に比べ有意に多かった。

  産科病棟ではドプラよりも電極モニタリングによって児心音聴取（difference in proportion 5.8%，95% CI 2-10%）を行い，分娩中の胎児機能不全（difference in proportion 3.9%，95% CI 1-7%），麻酔，会陰切開の使用が有意に多かった。

  助産師ユニットでは連続モニタではなく間欠的にドプラを有意に多く使用していた。また産痛緩和は呼吸法やマッサージ，動き回ること，入浴するなど自然な方法を用いた（difference in proportion 8.8%，95% CI 5-13%）。助産師ユニットに割り付られた産婦は，経皮的電気刺激（difference in proportion 7.1%，95% CI 3-11%）をより志向したのに対し，産科病棟に割り付けられた産婦は，硬膜外麻酔薬による産痛緩和をより志向した。助産師ユニットに割り付けら

れた産婦の方が分娩進行中に動き回れることを志向した（difference in proportion 11.9%，95% CI 8-16%）。

正常分娩数には有意な差は無かったが，助産師ユニットの女性は会陰切開が有意に少なかった（difference in proportion 3.9%，95% CI 0.1-8%）。

助産師がローリスク産婦に分娩時のケアを行うことは新生児の罹患率を増加させることなく，より自由に動くことができ，医療介入を減少させる。しかし高い搬送率は産前の基準が妊娠と分娩をローリスクのまま経過できないことを意味している。

● EL
　1++

文献6　Turnbull D, Holmes A, Shields N, et al. Randomised, controlled trial of efficacy of midwife-managed care. Lancet 1996;348(9022):213-8.

● 研究デザイン
　RCT
● 簡単なサマリー

産科的合併症が無く，妊娠16週までに病院連携している家庭医の外来で分娩予約したローリスク妊婦1,299人。助産ケア（n＝648），医師・助産師等の分業チームケア（n＝651）。

医療介入は同等か助産ケアを受けた妊婦の方がやや少ない。分業チームケアよりも陣痛誘発，会陰切開が有意に少なく，会陰裂傷は有意差が無い。合併症発生率は同じだが，対象となった女性全体の32.8%（うち28.7%は医学的理由）が助産ケアから他グループ（医師との分業グループ）へ移行した。両グループとも満足と回答したが，助産ケアグループは妊娠・分娩・病院および自宅での産後のケアへの満足度が有意に高かった。

● EL
　1++

文献7　National Collaborating Centre for Women's and Children's Health(UK) (Eds.). Intrapartum Care: Care of healthy women and their babies during childbirth. London, RCOG Press, 2007.

● 研究デザイン
　システマティック・レビュー
● 簡単なサマリー

5つのRCTと1つの準比較試験の研究（イギリス，スウェーデン，オーストラリア，カナダの産婦8,677人）をもとにメタアナリシスをした。分娩時のケアを1人がするグループと，違う人がケアするグループとに分けられた。すべての調査における介入は分娩中に家に居るときのようなケアであった。その結果，誘発分娩，陣痛促進薬の使用，胎児心音異常や，分娩第1期や分娩第2期の遷延，経腟分娩，CS，産後出血，オピオイド鎮痛薬の使用に有意差はみられなかった。硬膜外麻酔の使用は有意差がみられた（RR 0.83, 95% CICOG press Inpublic consultation 0.75-0.92）。自然経腟分娩はボーダーラインの有意差（RR 1.03, 95% CI 1.01-1.06）で，会陰切開（RR 0.85, 95% CI 0.74-0.99），会陰裂傷（RR 1.08, 95% CI 1.03-1.13）においても有意差がみられた。

新生児のアプガースコア，NICU 入室には有意差はみられなかった。産婦の満足度や出産体験については定義や基準が不十分であり，ボーダーラインの有意差であった。
- EL
    1+

RQ 4　分娩中の体位は？

文献1　厚生労働科学研究平成 23 年度分担研究報告書．母親が望む安全で満足な妊娠出産に関する全国調査．
- 研究デザイン
    層化無作為抽出法による質問紙を使用した横断調査（疫学調査）
- 簡単なサマリー
    44 都道府県 11 地方における大学病院，一般病院，診療所，助産院 459 施設で平成 23 年 8〜12 月に 1 ヵ月検診に来院した褥婦 4,020 人を対象に自記式調査を行った。

    分娩中の医療サービス等とそれに対する満足度とのロジスティック解析で，独立して有意な関連を持つ変数として，児娩出時に仰向けだった（調整 OR 0.49, CI 0.32-0.76, p＜0.0014）場合には，分娩の満足度が有意に低かった。終始自由な体位は単解析では分娩時の満足度と有意な関連があった。
- EL
    2++

文献2　Lawrence A, Lewis L, Hofmeyr GJ, et al. Maternal positions and mobility during first stage labour. Cochrane Database Syst Rev 2009;(2): CD003934.
- 研究デザイン
    RCT，システマティック・レビュー
- 簡単なサマリー
    分娩第 1 期に産婦が臥位（仰臥位，セミファーラー位，側臥位）でいることに対して立位（歩行，座位，立位，ひざまずく，スクワット，四つん這い）を推奨することの効果を検討。

    対象は，21 の RCT または quasi-RCT，3,706 人の産婦。立位と臥位を，分娩第 1 期の所要時間，分娩方法，産婦の満足度，胎児のジストレスによる急遂分娩，出生児への人工換気，産痛，麻酔の使用，分娩第 2 期の所要時間，オキシトシンの使用，人工破膜，自然破水，低血圧への介入，500 ml 以上の出血，裂傷，アプガースコア，児の NICU への収容について比較。ITT 解析。

    分析の結果，分娩第 1 期所要時間は約 1 時間立位の方が短かった（MD −0.99, 95% CI −1.60−−0.39）。硬膜外麻酔の使用は立位の方が少なかった（RR 0.83 95% CI 0.72-0.96）。分娩第 2 期所要時間，分娩方法，母児への影響においては立位，臥位に差は無かった。硬膜外麻酔下においては，今回の評価結果において何ら有意差は認められなかった。分娩第 1 期の立位になることについて，分娩経過と母児に悪影響を及ぼすことは認められなかった。産婦は分娩第 1 期において，最も安楽な体位をとることが勧められる。

● EL
1++

文献3 Gupta JK, Hofmeyr GJ, Shehmar M. Position in the second stage of labour for women without epidural anaesthesia. Cochrane Database Syst Rev 2012;5:CD002006.

● 研究デザイン
システマティック・レビュー

● 簡単なサマリー

分娩第2期の様々な姿勢あるいは歩行の影響について，22件のRCT（対象者総計7,280人）が検討された。RCTの質は様々であるため，項目毎に解析に使用された文献数は異なっていた。このレビューでは側臥位は垂直姿勢に含めている。

垂直姿勢あるいは側臥位は，仰臥位，砕石位に比べて，補助分娩の減少（RR 0.78, 95% CI 0.68-0.90），会陰切開の減少（RR 0.79, 95% CI 0.70-0.90），第2度会陰裂傷の増加（RR 1.35, 95% CI 1.20-1.51），500 ml以上の出血者の増加（RR 1.65, 95% CI 1.32-2.60）が認められた。

Birth stool/squat stoolは仰臥位，砕石位に比べて，会陰切開の減少（RR 0.82, 95% CI 0.72-0.92）が認められた。

Birth chairは仰臥位，砕石位に比べて，第2度会陰裂傷の増加（RR 1.37, 95% CI 1.18-1.59）が認められた。

● EL
1+

文献4 Thies-Lagergren L, Kvist LJ, Christensson K, et al. No reduction in instrumental vaginal births and no increased risk for adverse perineal outcome in nulliparous women giving birth on a birth seat: results of a Swedish randomized controlled trial. BMC Pregnancy Childbirth 2011;11:22.

● 研究デザイン
RCT

● 簡単なサマリー

分娩第2期に分娩椅子を使用する群（介入群）と使用しない群の比較検討。

吸引鉗子分娩の有無，会陰裂傷，会陰浮腫，母体出血量，産褥期のHb値。T検定，RR（CI 95%）。

介入群500人，対照群502人。吸引鉗子分娩は，介入群で68人（13.6%），対照群で82人（16.4%）で，有意差は無かった（RR 0.88, 95% CI：0.73-1.07）。500～900 mlの出血があったのは，介入群で214人（42.8%），対照群178人（35.4%）で有意の差があった（p=0.007）。1,000 ml以上では有意差は無かった。産褥期のHb値には両群に差は無かった。会陰裂傷，会陰浮腫については両群に差は無かった。

分娩椅子の使用によって，吸引鉗子分娩を減少させることは無かった。一方，分娩時の出血が500～1,000 mlの割合を増加させることとなった。しかし，1,000 ml以上の出血については両群で差は無かった。

分娩椅子使用による会陰裂傷，会陰浮腫の増加は無かった。

● EL
1+

文献5 Ragnar I, Altman D, Tyden T, et al. Comparison of the maternal experience and duration of labour in two upright delivery positions--a randomised controlled trial. BJOG 2006; 113(2):165-70.

- ● 研究デザイン

  RCT

- ● 簡単なサマリー

  分娩第2期における，四つん這い（138人）と座位（133人）の分娩時間に関する影響が比較された。対象者は児の頭が見えるまで指示された姿勢を保つようにいわれた。分娩第2期の長さに有意差は無かったが，四つん這い群は，座位群より快適と感じ（OR 0.5, 95% CI 0.1-0.9），第2期が長いと感じず（OR 1.4, 95% CI 0.8-0.9），第2期の痛みの程度が少なく（OR 1.3, 95% CI 1.1-1.9），そして，産後3日の会陰の痛みを報告する者が少なかった（OR 1.9, 95% CI 1.3-2.9）。

- ● EL

  1+

RQ 5　産痛の緩和は？

文献1 厚生労働科学研究平成23年度分担研究報告書．母親が望む安全で満足な妊娠出産に関する全国調査．

- ● 研究デザイン

  層化無作為抽出法による質問紙を使用した横断調査（疫学調査）

- ● 簡単なサマリー

〈産痛緩和ケア〉

44都道府県11地方における大学病院，一般病院，診療所，助産院459施設で平成23年8～12月に1ヵ月検診に来院した褥婦4,020人を対象に自記式調査を行った。

妊娠中から出産後までの医療サービス等とそれに対する満足度とのロジスティック解析で，独立して有意な関連を持つ変数として，マッサージ等で痛みをやわらげてくれた（調整OR 1.84, CI 1.30-2.60, p＜0.0006）場合には，医療サービスに対する満足度が有意に低かった。

- ● EL

  2++

文献2 Stremler R, Hodnett E, Petryshen P, et al. Randomized controlled trial of hands-and-knees positioning for occipitoposterior position in labor. Birth 2005;32(4):243-51.

- ● 研究デザイン

  RCT

- ● 簡単なサマリー

  後方後頭位の児の初産婦を対象とした分娩第2期での手と膝を置く姿勢に関して検討した多施設（13施設）RCT．研究時間の1時間のうち30分は四つん這い姿勢を続けるように指導された群（70人）とこの姿勢をしない群（対照群）（77人）に無作為に割り付けられた。主要アウトカムは研究時間終了後の超音波による胎位，2つめは痛みの程度であった。主要アウトカ

ムに関しては 2 群間に有意差を認めなかった〔介入群 11 人（16%）・対象群 5 人（7%）；リスク比 2.4 95% CI 0.88-6.62〕。痛みに関しては四つん這い群の方が有意に低かった（Visual Analogue Scale：平均差 −0.85 95% CI −1.47−−0.22, p＝0.0083；Present Pain Intensity スコア：平均差 −0.50 95% CI −0.89−−0.10, p＝0.014；SF-MPQ スコア：平均差 −2.60 95% CI −4.91−−0.28, p＝0.028）。その他分娩様式，児の状態などの分娩結果に関しては有意差を認めなかった。

- EL
  1+

文献 3 Adachi K, Shimada M, Usui A. The relationship between the parturient's positions and perceptions of labor pain intensity. Nurs Res 2003;52(1):47-51.

- 研究デザイン
  RCT, クロスオーバー
- 簡単なサマリー

初産婦 39 人，経産婦 19 人を対象にして，最初に仰臥位または座位，それから交互の体位にした。グループ 1 は頭部を 10 度挙上した水平なベッド上で仰臥位を 15 分から始め，グループ 2 は 15 分間座位から始め，それから仰臥位に変えた。

座位の痛みスコアは仰臥位より，陣痛時の総合痛（p＝0.011），持続する総合痛（p＝0.001），陣痛時の腰痛（p＜0.001），持続する腰痛（p＜0.001）が有意に低値であった。

背中の痛みは有意に減少したが，腹部の痛みは有意な減少は無かった。

- EL
  1+

文献 4 安達久美子, 島田三恵子. 座位による産痛緩和効果の検討. 日助産会誌 2001;15(1):6-13.
- 研究デザイン
  RCT, クロスオーバー
- 簡単なサマリー

〈体位・姿勢〉

妊娠 37〜41 週の 50 人の産婦を対象に，座位と仰臥位による産痛を，VAS を用いて測定し比較検討した。部位を特定しない全体的な産痛（発作時痛；p＝0.016, 持続痛；p＝0.002）および腰背部の産痛（発作時痛，持続痛；ともに p＜0.001）は座位の方が有意に低かった。しかし腹部の産痛は 2 群間に有意な差は無かった。痛みを強く感じる部位は，仰臥位で 52%，座位で 34% の産婦が腰部を最も痛いと感じていた。

- EL
  1+

文献 5 Molina FJ, Solá PA, López E, et al. Pain in the first stage of labor: relationship with the patient's position. J Pain Symptom Manage 1997;13(2):98-103.

- 研究デザイン
  RCT, クロスオーバー
- 簡単なサマリー

15分間の垂直姿勢（座位，立位，歩行）あるいは水平姿勢（側臥位，仰臥位）を行うことによる腹部と腰部の痛みの程度を比較した。垂直姿勢から始める群，水平姿勢から始める群はランダムに割り付けられた。それぞれの姿勢をとる前に自由な姿勢を15分間とることによって，前の姿勢の影響を取り除くよう工夫されていた。痛みの程度は The Present Pain Intensive of the Argentine Pain Questionnaire（APQ），Huskisson's Visual Analogue Scale を使用して，子宮口2〜3 cm時，4〜5 cm時，6〜7 cm時に測定された。腹部の痛みは5〜9 cm時（p＜0.05），腰部の痛みは4〜5 cm，8〜9 cm時（p＜0.05），6〜7 cm時（p＜0.01）に有意な差がみられた。分娩が進行するにつれ，子宮収縮の痛み，腰痛ともに水平姿勢で痛みを強く感じていた。
- EL
  1+

文献6 Dahlen HG, Homer CS, Cooke M, et al. 'Soothing the ring of fire': Australian women's and midwives' experiences of using perineal warm packs in the second stage of labour. Midwifery 2009;25(2):e39-48.

- 研究デザイン
  RCT
- 簡単なサマリー

〈温罨法〉

　分娩第2期における産婦と助産師の会陰部への温罨法使用経験について明らかにする。

　分娩第2期において会陰部に温罨法をする（介入群）と温罨法を行わない対照群との比較検討をした。

　両群において会陰縫合が必要な割合は差が無かった。また，会陰裂傷は無し，第2度裂傷，会陰切開の頻度にも差が無かった。しかし，第3・4度裂傷については，介入群が対照群の半数であり，対照群がより深刻な裂傷を引き起こしていた（OR 2.16，95% CI 1.1-4.3，p＝0.02）。

　分娩時の痛みの経験について，「悪い」，「これまでの人生の中で最も悪い」とした人の割合は，対照群に比べて少なかった（p＝0.001）。産褥1日目の痛みスコアは（0-10 VAS）で，介入群の方が対照群に比べ低かった（3.86 vs 4.67, p＝0.001）。産褥2日目の痛みスコアも同様に介入群で低かった（3.00 vs 3.71, p＝0.001）。産後6週間，3ヵ月では両群に痛みの差はなかった。

　分娩第2期の会陰部の温罨法は，会陰部の疼痛を減少させ，産婦を安楽にする。

- EL
  1+

文献7 Smith CA, Collins CT, Crowther CA, et al. Acupuncture or acupressure for pain management in labour. Cochrane Database Syst Rev 2011;(7):CD009232.

- 研究デザイン
  RCT，システマティック・レビュー
  （＊鍼灸については，対象文献が口述の Acupuncture for pain relief in labour：a systematic review and meta-analysis と同様のため，指圧についてのみ記載した）
- 簡単なサマリー

〈指圧〉

　指圧群と指圧無し群（プラセボまたは何も行わない）との比較。

・産痛強度：①指圧群 vs プラセボ群では，指圧群で産痛が緩和した（SMD －0.55，95％ CI －0.92－－0.19，one trials，120 women）。②指圧群 vs プラセボ＋ケア無し群では，指圧群で産痛が緩和した SMD －0.42，95％ CI －0.65－－0.18，two trials，322 women）。
・出産満足度：両群に有意差は無かった（MD 4.80，95％ CI －2.29-11.89，one trial，211 women）。
・麻酔の使用：①指圧群 vs プラセボ群では，両群に差は無かった（RR 0.54，95％ CI 0.20-1.43，one trial，75 women）。②指圧群 vs プラセボ＋ケア無し群では，両群に差は無かった（RR 0.94，95％ CI 0.71-1.25，one trial，145 women）。
・帝王切開分娩：①指圧群 vs プラセボ群では，指圧群で帝王切開分娩が少なかった（RR 0.24，95％ CI 0.11-0.54，one trial，120 women）。②指圧群 vs プラセボ＋ケア無し群では，指圧群で帝王切開分娩が少なかった（RR 0.48，95％ CI 0.22-1.04，one trial，222 women）。
・吸引鉗子分娩：両群に差はなかった（RR 0.81，95％ CI 0.39-1.67，one trial，212 women）。
・5分後アプガースコア7点未満：分析対象となる調査結果はなかった。
・オキシトシンの使用：①指圧群 vs プラセボ群では，指圧群でオキシトシンの使用が少なかった（RR 0.66，95％ CI 0.46-0.94，one trial，120 women）。②指圧群 vs プラセボ＋ケア無し群では，両群に差は無かった（RR 1.01，95％ CI 0.77-1.31，one trial，222 women）。
・分娩所要時間：指圧群で，分娩所要時間が短縮された（SMD －1.06，95％ CI －1.74－－0.38，two trials，195 women）。
・不安：指圧群で不安が少なかった（MD －1.40，95％ CI －2.51－－0.29，one trial，75 women）。

　指圧は分娩時の産痛緩和法として役立つであろうと思われるが，データが十分でなく，臨床的に高いエビデンスをもって効果を示すことができない。今後のさらなる調査が求められる。

● EL
　1+

文献8 Lee MK, Chang SB, Kang DH. Effects of SP6 acupressure on labor pain and length of delivery time in women during labor. J Altern Complement Med 2004;10(6):959-65.

● 研究デザイン
　RCT

● 簡単なサマリー
　Sp6（三陰交）の指圧による痛みの軽減効果を介入群（36人）と対照群（39人）で比較した。指圧群には30分間，陣痛時に三陰交の指圧，対照群には同部位に触れるだけを行った。指圧群は指圧直後，30分後，60分後のいずれの時点においても，対照群より痛みが小さかった（$p<0.05$）。さらに分娩所要時間（3cmから娩出まで）が短縮した（$p=0.006$）。

● EL
　1+

文献9 Chang MY, Wang SY, Chen CH. Effects of massage on pain and anxiety during labour: a randomized controlled trial in Taiwan. J Adv Nurs 2002;38(1):68-73.

● 研究デザイン
　RCT

● 簡単なサマリー

〈マッサージ〉

　初産婦（マッサージ群30人，対照群30人）を対象に，分娩第1期のマッサージの有無による痛みを比較した。マッサージ群は陣痛時にパートナーによるマッサージ（腹部の軽擦，仙骨の圧迫，肩・背中を揉む，を産婦の好みにあわせて実施）を受けた。両群とも分娩の進行に伴い痛み，不安が増加した。しかし，マッサージ群は，対照群と比較して子宮口開大3〜4 cm時（平均差：-0.57，95% CI -0.84〜-0.29），子宮口開大5〜7 cm時（平均差：-0.43，95% CI -0.71〜-0.16），子宮口開大8〜10 cm時（平均差：-0.70，95% CI -1.04〜-0.36）の痛みが低く，さらに子宮口開大3〜4 cm時の不安（平均差：-16.27，95% CI -27.25〜-5.28）も低かった。マッサージ群の約9割が，マッサージを痛みの緩和，心理的サポートであったと述べた。

● EL

　1+

文献10 Cho SH, Lee H, Ernst E. Acupuncture for pain relief in labour: a systematic review and meta-analysis. BJOG 2010;117(8):907-20.

● 研究デザイン

　RCT，システマティック・レビュー

● 簡単なサマリー

〈鍼〉

　10のRCT調査の2,038人のデータのうち，7つの調査はVASによるデータ解析が可能であった。その結果，鍼灸は，よりすぐれた鎮痛効果があるとは，実施後1時間（pooled mean difference -8.02, 95% CI -21.88-5.84；$I^2=94\%$），2時間（-10.15；95% CI -23.18-2.87；$I^2=92\%$）では示されなかった。産婦の鎮痛の満足度は，電子針とプラセボの比較では，15分後（-4.09；95% CI -8.05〜-0.12），30分後（-5.94；95% CI -9.83〜-2.06），電子針と無介入との比較では，30分後のみ（-10.56；95% CI -6.08〜-5.0）差がみられた。meperidineの実施では鍼灸群が他の鎮痛法に比べて有意に低かった（pooled RR 0.20；95% CI 0.12-0.33）。また，他の鎮痛法の使用度も鍼灸群が低かった（0.75；95% CI 0.66-0.85）。副作用は認められなかった。

　RCTのレビューの結果からは，鍼灸が対照群に比べて，産痛緩和効果があるという明らかな証拠は示されなかった。さらなる調査が求められる。

● EL

　1+

文献11 Smith CA, Collins CT, Crowther CA. Aromatherapy for pain management in labour. Cochrane Database Syst Rev 2011;(8):CD009215.

● 研究デザイン

　RCT，システマティック・レビュー

● 簡単なサマリー

〈アロマセラピー〉

　分娩期のアロマセラピーの効果について2つのRCT，535人を対象とした調査を検討。

　　　　　分娩期におけるアロマセラピー使用群（介入群）と不使用群（他の産痛緩和方法を含む）（対照群）とを比較検討した研究のレビュー。
　　　産痛の程度，吸引鉗子分娩（RR 1.04，95％ CI 0.48-2.28，one trial，513 women；RR 0.83，95％ CI 0.06-11.70，one trial，22 women），帝王切開分娩（RR 0.98，95％ CI 0.49-1.94，one trial，513 women；RR 2.54，95％ CI 0.11-56.25，one trial，22 women）に有意差は無かった。麻酔の使用（RR 0.35，95％ CI 0.04-3.32，one trial，513 women；RR 2.50，95％ CI 0.31-20.45，one trial，22 women），経腟分娩（RR 1.00，95％ CI 0.94-1.06，one trial，513 women；RR 0.93，95％ CI 0.67-1.28，one trial，22 women），分娩所要時間・陣痛促進（RR 1.14，95％ CI 0.90-1.45，one trial，513 women）についても有意差は無かった。
　　　アロマセラピーに産痛緩和効果があるという結果は導き出されなかった。さらなる調査が必要である。
- EL
  1+

文献12 Cluett ER, Burns E. Immersion in water in labour and birth. Cochrane Database Syst Rev 2012;(2):CD000111.
- 研究デザイン
  RCT，システマティック・レビュー
- 簡単なサマリー

〈入浴〉
　　　分娩時の入浴の効果について，入浴群と入浴をしない他の緩和法を使用した群（対照群）とを比較検討した 12 の RCT，3,243 人を分析対象とした。
　　　8 つの調査は，分娩第 1 期を対象としており，1 つの調査は分娩第 1 期の始めと終わりでの比較であった。2 つの調査は分娩第 1 期と 2 期の調査であり，他は分娩第 2 期の調査であった。
　　　分娩第 1 期においては，2 つの調査では，VAS による産痛測定ににおいては差は無かった（MD −0.01；95％ CI −0.54-0.52）が，epidural/spinal/paracervical analgesia/anaesthesia の使用率が入浴群において，対照群より低かった（478/1,254 vs 529/1,245；RR 0.90；95％ CI 0.82-0.99，six trials）。分娩所要時間は入浴群で短縮した（mean difference −32.4 minutes；95％ CI −58.7-−6.13）。吸引鉗子分娩（RR 0.86；95％ CI 0.71-1.05，seven trials），帝王切開分娩（RR 1.21；95％ CI 0.87-1.68，eight trials），オキシトシンの使用（RR 0.64；95％ CI 0.32-1.28，five trials）においては差が無かった。5 分後のアプガースコア 7 点未満（RR 1.58；95％ CI 0.63-3.93，five trials），NICU への収容（RR 1.06；95％ CI 0.71-1.57，three trials），新生児の感染（RR 2.00；95％ CI 0.50-7.94，five trials）については有意差は無かった。
　　　3 つの調査で，分娩第 2 期の入浴群と入浴しない群について比較しているが，そのうちの 1 つの調査で，分娩に満足していない者は入浴群において少なかった（RR 0.24；95％ CI 0.07-0.80）。
- EL
  1+

文献13 Anim-Somuah M, Smyth RM, Jones L. Epidural versus non-epidural or no analgesia in labour. Cochrane Database Syst Rev 2011;(12):CD000331.

- 研究デザイン

  RCT，システマティック・レビュー
- 簡単なサマリー

〈硬膜外麻酔〉

　38の調査，9,658人の女性を分析対象としたシステマティック・レビュー，メタアナリシス。硬膜外麻酔使用群と対照群（産痛緩和を行わないかまたは他の産痛緩和法：①プラセボ，②催眠，③バイオフィードバック，④皮内または皮下の滅菌水注射，⑤入水，⑥アロマセラピー，⑦リラクゼーション，⑧鍼灸または指圧，⑨マッサージ，⑩TENS，⑪吸入麻酔，⑫オピオイド，⑬非オピオイド薬，⑭局所麻酔を使用）との比較調査。

　硬膜外麻酔は，対照群よりも産痛緩和効果が高かった（MD －3.36，95% CI －5.41-－1.31，three trials，1,166 women），追加の産痛緩和法の必要性が低かった（RR 0.05，95% CI 0.02-0.17，15 trials，6,019 women），アシドーシスのリスクを低下させた（RR 0.80，95% CI 0.68-0.94，seven trials，3,643 women），naloxoneの投与リスクも減少した（RR 0.15，95% CI 0.10-0.23，10 trials，2,645 women）。しかしながら，硬膜外麻酔は，他の産痛緩和法よりも吸引鉗子分娩のリスクを増加させた（RR 1.42，95% CI 1.28-1.57，23 trials，7,935 women），母体低血圧を増加させた（RR 18.23，95% CI 5.09-65.35，eight trials，2,789 women），歩行遅延があった（RR 31.67，95% CI 4.33-231.51，three trials，322 women），母体の発熱リスクが高かった（RR 3.34，95% CI 2.63-4.23，six trials，2,741 women），尿閉のリスクが高かった（RR 17.05，95% CI 4.82-60.39，three trials，283 women），分娩第2期所要時間が長かった（MD 13.66 minutes，95% CI 6.67-20.66，13 trials，4,233 women），オキシトシンの使用を増加させた（RR 1.19，95% CI 1.03-1.39，13 trials，5,815 women），胎児機能不全による帝王切開分娩のリスクを増加させた（RR 1.43，95% CI 1.03-1.97，11 trials，4,816 women）。

　硬膜外麻酔使用群と対照群で，全体の帝王切開分娩のリスク（RR 1.10，95% CI 0.97-1.25，27 trials，8,417 women），長期にわたる腰痛のリスク（RR 0.96，95% CI 0.86-1.07，three trials，1,806 women），5分後のアプガースコア7未満のリスク（RR 0.80，95% CI 0.54-1.20，18 trials，6,898 women），母親の産痛緩和の満足度（RR 1.31，95% CI 0.84-2.05，seven trials，2,929 women）について差は無かった。

　硬膜外麻酔は，他の産痛緩和法よりも産痛緩和効果は高い。しかし，分娩第2期の延長，オキシトシン投与の必要性を高くし，吸引鉗子分娩のリスクを増加させる。硬膜外麻酔を使用するか否かについては，産婦と医療者との間で，協議されなければならない。

- EL

  1++

文献14　Tamagawa K, Weaver J. Analysing adverse effects of epidural analgesia in labour. Br J Midwifery 2012;20(10):704-8.

- 研究デザイン

  文献レビュー
- 簡単なサマリー

〈硬膜外麻酔に伴うリスク〉

・回旋異常：1,562人を対象とした前向きコホート調査（最終的に約半数が対象除外基準となった）の結果，硬膜外麻酔の使用で，後方後頭位と横定位のリスクが4倍になった。

・吸引鉗子分娩：硬膜外麻酔使用による鉗子分娩と会陰切開により母体の肛門括約筋の損傷は40倍になるとしている。また，硬膜外麻酔の使用で経産婦は吸引鉗子分娩が6倍となる。
・帝王切開分娩：2,052人を対象とした調査および2,721人のローリスクの初産婦を対象としたコホート調査の結果では，初産婦での硬膜外麻酔の使用による明らかな帝王切開分娩のリスクがある。
・オキシトシンの使用：硬膜外麻酔の使用によって血中のオキシトシンレベルを低下させる。
・児の発達：465人のアスペルガー症候群の子どもの母親は出産時に硬膜外麻酔を使用していることが多かったとしている。ただし，因果関係については不明であり，さらなる調査が求められる。
・母乳栄養：351人の正期産児を対象とした調査では，硬膜外麻酔の使用は，分娩早期の母乳栄養を阻害するとしている。また，1,054人の初産婦を対象とした調査では，麻酔を使用しなかった群において母乳栄養の期間が長かった。

　産婦のエンパワーにより自然に分娩するためには，産痛緩和法としての硬膜外麻酔について，再考していく必要がある。

● EL
　2++

RQ 6　妊産褥婦とのコミュニケーションは？

文献1　厚生労働科学研究平成23年度分担研究報告書．母親が望む安全で満足な妊娠出産に関する全国調査．

● 研究デザイン
　層化無作為抽出法による質問紙を使用した横断調査（疫学調査）

● 簡単なサマリー
　44都道府県11地方における大学病院，一般病院，診療所，助産院459施設で平成23年8～12月に1ヵ月検診に来院した褥婦4,020人を対象に自記式調査を行った。
　妊娠中の医療サービス等とそれに対する満足度とのロジスティック解析で，独立して有意な関連を持つ変数として以下の項目が抽出された。
　医療者はあなたの顔をみながら話した（調整 OR 1.56, CI 1.05-2.33, p＝0.028），医療者は何でも質問しやすい雰囲気であったか（調整 OR 1.66, CI 1.29-2.12, p＜0.0001），妊娠中の自分自身の状態について十分に理解できた（調整 OR 1.67, CI 1.35-2.07, p＜0.0001），出産の方針について説明があった（調整 OR 1.51, CI 1.23-1.85, p＜0.0001），悩みや疑問に誠意をもって答えてくれ，毎回の健診で安心した（調整 OR 2.71, CI 2.22-3.31, p＜0.0001），がある場合，満足度が有意に高かった。
　出産時の医療サービス等とそれに対する満足度とのロジスティック解析で，独立して有意な関連を持つ変数として以下の項目が抽出された。出産施設の選択理由で，医療者の対応が良いから（調整 OR 2.38, CI 1.74-3.26, p＜0.0001），評判がいいから（調整 OR 1.66, CI 1.34-2.05, p＜0.0001），意思・希望を尊重してくれた（調整 OR 1.65, CI 1.06-2.17, p＝0.023），医療者は気持ちを理解し，安心させてくれた（調整 OR 2.29, CI 1.54-3.42, p＜0.0001），プライバシーが配慮された（調整 OR 1.66, CI 1.00-2.77, p＝0.049），お産のとき尊重された（調整 OR 4.55,

CI 2.70-7.63, p＜0.0001）場合，分娩の満足度が有意に高かった。一方，出産施設の選択理由で，有名だから（調整 OR 0.61, CI 0.44-0.84, p＝0.0027），他に施設がなかったから（調整 OR 0.41, CI 0.27-0.62, p＜0.0001），分娩監視装置の必要性について説明がなかった（調整 OR 0.73, CI 0.59-0.91, p＝0.0052），分娩の経過について説明がなかった（調整 OR 0.46, CI 0.31-0.70, p＝0.0002），分娩の経過について説明があったが納得できなかった（調整 OR 0.48, CI 0.32-0.73, p＜0.0005）場合には，分娩の満足度が有意に低かった。

　以上の結果から，医療者は妊産褥婦に対して，相手を尊重し，妊産褥婦にとって理解しやすい説明を心がけ，健診や分娩時に妊産褥婦が安心できるような対応を心がける必要がある。
- EL
  2++

文献 2 Nabhan AF, Faris MA. High feedback versus low feedback of prenatal ultrasound for reducing maternal anxiety and improving maternal health behaviour in pregnancy. Cochrane Database Syst Rev 2010;(4):CD007208.
- 研究デザイン
  システマティック・レビュー
- 簡単なサマリー
  　4つの RCT を対象としたシステマティック・レビュー，妊婦への超音波診断の結果のフィードバックによって妊婦の不安を減少させ，妊婦の健康行動を向上させることができるかを検討した。その結果，妊婦への超音波の検査結果のフィードバックが妊婦の不安を減少させ，妊婦の健康行動を向上させるという十分な証拠は認められなかった。しかし，高率のフィードバックによって妊婦の健康行動（禁煙・禁酒）には好影響を与えることが示唆された。
- EL
  1+

文献 3 Lerman SF, Shahar G, Czarkowski KA, et al. Predictors of satisfaction with obstetric care in high-risk pregnancy: the importance of patient-provider relationship. J Clin Psychol Med Settings 2007;14(4):330-334.
- 研究デザイン
  質問紙による横断的調査
- 簡単なサマリー
  　ハイリスク妊婦 104 人を対象に，患者とケア提供者との関係において，3つの視点（医療的情報提供の質，コミュニケーションの質，両者の関係性の質）と，患者の満足度，患者の精神的苦痛との関連を検討した。その結果，情報提供，建設的なコミュニケーション，患者と提供者との関係性は患者のケア満足度を高め，精神的な苦痛は満足度を下げることがわかった。
- EL
  2+

文献4 Hamasaki T, Hagihara A. Physicians' explanatory behaviours and legal liability in decided medical malpractice litigation cases in Japan. BMC Med Ethics 2011;12:7.

- 研究デザイン

  後ろ向き調査

- 簡単なサマリー

  日本において1990～2009年に起こった，医師の説明責任がきわめて重要とされた医療過誤の判例366ケースを分析した．その結果，医師が治療の前に詳細で明瞭な説明を行い，患者の同意を得れば，医療過誤の審判において，医師の説明義務違反とされる可能性が少ないことがわかった．

- EL

  3++

文献5 Rudman A, Waldenström U. Critical views on postpartum care expressed by new mothers. BMC Health Serv Res 2007;7:178.

- 研究デザイン

  質問紙による自由記載について質的・量的調査

- 簡単なサマリー

  調査対象は，スウェーデンで妊娠，出産した女性で，自身が受けたケアに関する縦断的調査に参加した女性（産後2ヵ月の2,762人→産後1年では2,536人に減少）．その中で，産褥期に自身が受けたケアについて否定的（自身が期待していたケアが受けられなかった，フォローアップがなかった，情報提供や支援が少なかった，ケア提供者が共感的でない姿勢であった，など）な記述をした女性150人についてその内容を分析した．

  ケアに対する否定的な内容は，物理的環境の不十分さ，不十分な説明，スタッフの不適切な対応，個人を尊重しない対応，不十分な母乳支援，母親への不十分な配慮であった．

  産褥期のケアに対する否定的な感情を女性に与えるのは，ケア提供者の褥婦への非共感的な態度や，不十分な情報提供・支援であった．

- EL

  3++

文献6 浅見万里子．顧客満足度に影響する出産サービスの構成因子．日助産会誌2002;16(1):15-23.

- 研究デザイン

  質問紙による横断調査

- 簡単なサマリー

  サービスマーケティングの手法を用い，妊産褥婦の満足度が高い出産に関するサービスを検討している．①大学病院，②総合病院，③個人病院，④助産院で出産，妊娠，分娩，産後1ヵ月で異常のなかった褥婦354人を対象にして，質問紙調査を行い，因子分析により，各期のサービス因子を抽出．満足度を従属変数，因子分析で抽出された因子を独立変数とし重回帰分析を行った．結果，妊娠，分娩各期の満足度は personal trust 因子と関係があった．

  妊娠期の personal trust 因子とは，①医師・助産師・看護師の言葉遣いや態度，能力への信頼感と安心感，②プライバシーを配慮した個別の相談，生活指導，③お産の方法，母子同室，新生児栄養法などについて話し合う機会，④医師・助産師・看護師が不安や心配を積極的に聞

く姿勢や解決姿勢，で構成される。

　分娩期の personal trust 因子とは，①お産の経過について診断や検査，処置についての信頼性，②言葉遣いや態度，技術など医師・助産師・看護師の能力への信頼感と安心感，③マッサージや呼吸法など，私（産婦）の希望にできるだけそったお産にするための協力，④お産への期待・不安を積極的に聞き，解消しようとする姿勢，⑤お産の間の励ましやよくやったという賞賛など個人として尊重すること，⑥夫立ち会い，VTR 撮影や産声の録音など，⑦お産直後におっぱいを吸わせたり，家族への紹介などの児へのケア，で構成される。

● EL

2+

文献 7　大井けい子．胎児または早期新生児と死別した母親の悲哀過程―死別に関する母親の行動―（第 2 報）．母性衛生 2001;42(2):303-15.

● 研究デザイン

半構成的面接法，KJ 法による分析

● 簡単なサマリー

　死産または早期新生児死亡を経験した母親 10 人が対象である。母親が最も知りたいことは胎児や新生児の死亡原因であり，死亡した児との面会は 8 人の母親が行い，面会を後悔した母親はいなかった。入院中は全員が個室であり，医療者から話しかけられることが少ないと感じていた。

● EL

3+

文献 8　特定非営利活動法人 SIDS 家族の会．幼い子を亡くした家族への心のケアと SIDS 危険因子に関する遺族・産婦人科・小児科・保育園へのアンケート調査結果,2004 年.

● 研究デザイン

質問紙による横断的調査

● 簡単なサマリー

　死産や緊急搬送時に，母親は悪い情報であっても基本的に状況の説明を望んでおり，思いやりのある正しい情報を求めている。母親・家族が悪い知らせに対して心理的に向き合う準備ができるまでそっと見守り，タイミングを見ながら，母親・家族が知りたい情報を，心情を配慮した場所で，ゆったりとした態度で，わかりやすく説明することが大切である。母親は，結果的に「仕方のないこと」であったとしても，医療者が「残念なことだった」と寄り添ってくれることを望んでいる。また，搬送後に母乳を持っていく等，母子のつながりを持つ機会をつくるように配慮する。母親・家族は退院後も医療者とコミュニケーションをとり続けたいと願っているので，コンタクトがとれるように配慮することが望ましい。

● EL

3+

文献 9　Hodnett ED. Pain and women's satisfaction with the experience of childbirth: a systematic review. Am J Obstet Gynecol 2002;186(5 Suppl Nature):S160-72.

● 研究デザイン

システマティック・レビュー（質的まとめ）

● 簡単なサマリー

　出産の経験の評価に影響する因子に関する137の報告についてのシステマティック・レビューである。出産の経験に影響する因子として，4つの因子：①出産に対する期待，②ケア提供者からの支援の総計，③ケア提供者と女性の関係の質，④自己決定への参加，が見出された。産痛，痛み止め，分娩中の介入の最終的な満足度への影響はケア提供者の態度や行動ほど強くないと結論付けた。

● EL

3+

文献10 Waldenström U, Hildingsson I, Rubertsson C, et al. A negative birth experience: prevalence and risk factors in a national sample. Birth 2004;31(1):17-27.

● 研究デザイン

　コホート研究

● 簡単なサマリー

　2,541人を対象とした調査では出産の経験に影響する危険因子を検討している。対象者の7%がネガティブな出産経験をしていた。出産の経験に影響する危険因子は，①緊急手術のような予想しなかった医学上の問題に関連する因子，②望まない妊娠のような社会生活に関連する因子，③痛みやコントロールできない感覚のような，分娩中に感じたことに関連する因子，④妊婦健診時に十分な時間を割り当てられていないというような，ケア提供者による影響を受ける因子，であった。

● EL

2+

文献11 Green JM, Baston HA. Feeling in control during labor: concepts, correlates, and consequences. Birth 2003;30(4):235-47.

● 研究デザイン

　コホート研究

● 簡単なサマリー

　出産に関する好みや期待を評価するために産前1ヵ月，および出産の経験や心理学的な評価をするために産後6週間に質問紙調査を実施した1,146人（初産婦494人，経産婦652人）の結果である。3つのコントロール：①スタッフがすることによるコントロールの感覚，②自分自身の振る舞いのコントロールの感覚，③陣痛によるコントロールの感覚，から構成されている。経産婦の方が初産婦に比べていずれのコントロールも有意に感じていた（$p<0.001$）。ロジスティック回帰解析では，スタッフによるコントロールは，初産婦では分娩中独りにされた（OR 0.18，95% CI 0.06-0.56），敬意（OR 2.18，95% CI 1.48-3.21），スタッフ因子（思いやり）（OR 0.64，95% CI 0.47-0.89），快適なことができる（時々）（OR 2.09，95% CI 1.01-4.33），快適なことができる（いつも）（OR 4.65，95% CI 1.93-11.21），経産婦では敬意（OR 2.18，95% CI 1.54-3.07），スタッフ因子（協力的）（OR 0.73，95% CI 0.55-0.96），スタッフ因子（思いやり）（OR 0.76，95% CI 0.59-0.96），緊急ではないことを自己決定（OR 2.47，95% CI 1.05-5.81），快適なことができる（いつも）（OR 4.11，95% CI 1.96-8.61）であった。

● EL
2+

文献12 Creedy DK, Shochet IM, Horsfall J. Childbirth and the development of acute trauma symptoms: incidence and contributing factors. Birth 2000;27(2):104-11.

● 研究デザイン
前向き縦断研究

● 簡単なサマリー
電話面接を行い，499人の出産の経験に関して検討した。1/3が出産を，精神的外傷を与える出来事と報告した。28人（5.6％）がDSM-Ⅳの急性的心的外傷後ストレス障害の診断基準に合致した。産科的医療介入の度合い（$\beta=0.351$），分娩中の不適切なケア（$\beta=0.319$）が急性の心的ストレス症状と関連していた。

● EL
2+

文献13 Tarkka MT, Paunonen M, Laippala P. Importance of the midwife in the first-time mother's experience of childbirth. Scand J Caring Sci 2000;14(3):184-90.

● 研究デザイン
横断調査

● 簡単なサマリー
初産婦を対象とした質問紙調査を行い（271人，回答率83％），出産の経験に関連する因子について検討した。ステップワイズ回帰分析の結果，自然な出産の経験に対する最も重要な予測因子は，共感，好意，急がないなど助産師の性格，助産師のケア技術，妊娠に対する夫の態度，母親自身の肯定的な出産経験であった。

● EL
2+

RQ 7　医師や助産師の継続ケアは？

文献1 厚生労働科学研究平成23年度分担研究報告書．母親が望む安全で満足な妊娠出産に関する全国調査．

● 研究デザイン
層化無作為抽出法による質問紙を使用した横断調査（疫学調査）

● 簡単なサマリー
44都道府県11地方における大学病院，一般病院，診療所，助産院459施設で平成23年8～12月に1ヵ月検診に来院した褥婦4,020人を対象に自記式調査を行った。

医療サービス等とそれに対する満足度とのロジスティック解析で，独立して有意な関連をもつ変数として以下の項目が抽出された。妊娠中，分娩中，産後に同じ医師に診てもらった場合には妊娠中の満足度（調整 OR 1.36, CI 1.16-1.59, $p=0.0001$），分娩の満足度（調整 OR 1.50, CI 1.23-1.83, $p<0.0001$），産後の満足度（調整 OR 1.59, CI 1.37-1.84, $p<0.0001$），が高かっ

た。同様に，妊娠中，分娩中，産後に同じ助産師にケアを受けた場合には，妊娠中の満足度（調整 OR 1.39, CI 1.15-1.68, p=0.0008），産後の満足度（調整 OR 1.85, CI 1.52-2.24, p＜0.0001），が有意に高かった。

施設別に医師による継続診療の有無と満足度の関係を検討した結果，大学病院，一般病院，診療所においては，継続診療を受けた女性の方が有意に満足度が高かった（p=0.001）。大学病院，一般病院，診療所，および助産院においては，助産師による継続ケアを受けた女性の方が有意に満足度が高かった（p＜0.0001～0.01）。

● EL
2++

文献2 Hodnett ED, Gates S, Hofmeyr GJ, et al. Continuous support for women during childbirth. Cochrane Database Syst Rev 2011;(2):CD003766.

● 研究デザイン
システマティック・レビュー

● 簡単なサマリー

21のRCT調査（継続ケアと15,061人の女性を分析対象としたシステマティック・レビュー）。分娩期に1対1の継続ケアを受けた場合（継続ケア群）とこれまでの標準ケアを受けた場合（標準ケア群）における継続ケアの効果について検討した。

継続ケア群では，標準ケア群に比べて自然経腟分娩が多く（RR 1.08, 95% CI 1.04-1.12），麻酔の使用も少なく（RR 0.90, 95% CI 0.84-0.97），不満足の割合も少なかった（RR 0.69, 95% CI 0.59-0.79）。また，分娩所要時間も短かく（mean difference −0.58 hours, 95% CI −0.86--0.30），帝王切開分娩も少なく（RR 0.79, 95% CI 0.67-0.92），吸引鉗子分娩も少なかった（fixed-effect, RR 0.90, 95% CI 0.84-0.96）。

局所麻酔の使用も少なく（RR 0.93, 95% CI 0.88-0.99），5分後アプガースコアが7点未満の児も少なかった（fixed-effect, RR 0.70, 95% CI 0.50-0.96）。周産期の明らかな介入や，母子の合併症，母乳については，両群に差は無かった。

● EL
1++

文献3 Wan H, Hu S, Thobaben M, et al. Continuous primary nursing care increases satisfaction with nursing care and reduces postpartum problems for hospitalized pregnant women. Contemp Nurse 2011;37(2):149-59.

● 研究デザイン
RCT

● 簡単なサマリー

2008年12月～2009年6月に上海の病院に受診し出産をした女性が対象。初診時に，継続的なプライマリナーシングケアを受けるCPNC群（230人）と，そうでないTCNC群（240人）の2群にランダムに割り付けられた。

CPNP群とTCNC群は，両群間での接触が無いように，2つの異なる建物においてケアの提供を受けた。CPNP群では，臨床経験平均6.7年の助産師が継続ケアについてのトレーニングを受けた後，プライマリナースとして出産予定の8週間前から妊婦の相談，指導，教育にあたっ

た。出産入院時から退院までは，外来でケアを提供していた同じチームのスタッフがケアを提供し，退院後はプライマリナースが1週間に2回のケアを2週間提供した。TCNC群は，臨床経験平均7.5年の助産師が，必要とされた相談，指導，教育指導を妊婦に行い，出産入院～退院まで，標準的な褥婦と新生児のケアを提供した。助産師は固定されず，毎回異なる者が担当した。

評価は，5段階リッカートによるHPWS（病院のサービスに関する満足度）質問紙，BFK（母乳に関する）質問紙によって測定された。調査は退院2ヵ月後に実施された。

その結果，入院環境，ファシリティに関する満足度，スタッフの態度・コミュニケーション，病棟管理，スタッフの技術・能力，健康教育に関する満足度，満足度の総合計は，CPNC群がTCNC群より有意に高かった（$p<0.001$）。BFKについても，同様にCPNC群の得点が有意に高かった。

● EL

1+

文献4 Homer CS, Davis GK, Brodie PM, et al. Collaboration in maternity care: a randomised controlled trial comparing community-based continuity of care with standard hospital care. BJOG 2001;108(1):16-22.

● 研究デザイン

RCT

● 簡単なサマリー

1997年1月～1998年4月にオーストラリア首都の公立病院を予約初診した妊婦1,089人が対象。「地域密着型の助産師と医師による継続ケアモデル（n＝550，6人の常勤助産師が年間300件の分娩，地域の2クリニックで，各々助産師2人＋分娩 on call 1人，および異常妊婦健診を行う産科医1人が参画）」，または「病院での標準的ケア（対照群 n＝539）」のどちらかにランダム化された（属性・既往歴・産科歴は両群に差は無い）。

地域での継続ケアを受けた妊婦の方が産後の早期退院プログラムを多く利用していた（43％と35％，OR 1.4，95％ CI 1.1-1.8，$p=0.003$）。

帝王切開分娩率は地域継続ケアグループ13.3％（73/550），対照群17.8％（96/539）と有意差があり，帝王切開分娩は既知の寄与因子の調整後もこの差が認められた（OR＝0.6，95％ CI 0.4-0.9，$p=0.02$）。出産時と出生時の出来事中には有意差は無かった。

地域継続グループの新生児80人（14.5％）と，対照群の新生児102人（18.9％）は特別ケアを受ける部屋に入院したが，有意差は無かった（OR 0.75，95％ CI 0.5-1.1，$p=0.12$）。

新生児の入院を決定した最も重要な因子は，37週未満（OR 21.4，95％ CI 10.8-42.5，$p<0.0001$），出生前の母体リスク（OR 3.5，95％ CI 2.3-5.3，$p<0.001$），帝王切開分娩（OR 1.6，95％ CI 1.03-2.5，$p=0.03$）であった。

8人の新生児（各グループからの4人）が周産期に死亡した。したがって全体の周産期での新生児死亡は誕生1,000あたり7.3であった。

結論：助産師と産科医によって提供される地域での継続ケアは，帝王切開分娩率を減少させた。しかし，その他の臨床結果には差が無かった。

● EL

1++

文献5 Homer CS, Davis GK, Cooke M, et al. Women's experiences of continuity of midwifery care in a randomised controlled trial in Australia. Midwifery 2002;18(2):102-12.

- 研究デザイン

  RCT

- 簡単なサマリー

　Homerら2001と同一対象，1997年1月～1998年4月にオーストラリア首都の公立病院で妊婦健診と出産した褥婦1,089人。「地域密着型の助産師と医師による継続ケアモデル」（n＝550）と「病院での標準的ケア」（対照群n＝539）を無作為に割り当て，出産後8～10週後に9頁の質問紙を郵送で回収。

　継続ケアの女性は対照群よりも分娩誘発，鎮痛，産痛緩和，帝王切開分娩などの情報が十分であったと回答したが，新生児ケアや産褥早期の出来事に関しては差が無かった。

　継続ケア群の女性は「分娩時にコントロールしている感覚」がより高く（p＝0.005），31％が分娩時のケアに肯定的なコメントを回答した。継続ケアを受け，分娩時に彼女らをケアした助産師を知っていたと感じていた女性は，知らない助産師だったと答えた女性よりもコントロール感が有意に高く（p＝0.02），肯定的な出産体験だった（p＝0.002）。しかし，産後ケアは両群とも多くのネガティブなコメントがあった。

　地域での継続ケアモデルは，よりよい情報提供や出産時の選択肢を広げ，分娩時のコントロール感と出産体験が高く評価されると証明された。

- EL

  1+

文献6 Biró MA, Waldenström U, Pannifex JH. Team midwifery care in a tertiary level obstetric service: a randomized controlled trial. Birth 2000;27(3):168-73.

- 研究デザイン

  RCT

- 簡単なサマリー

　1996年3月～1998年1月にオーストラリアのメルボルンMonash Medical Centre Clayton Campus（Tertiary Level）における，妊婦健診を受診中の1,000人。院内の助産チームケア（n＝502，7人の助産師が産科スタッフと協力して妊娠・分娩・産褥期のケアを同じグループに行う継続的なチームケア，妊娠12, 16, 28, 36週の医師による定期診察，41週にもう1人の産科医に相談する以外は，助産師が毎回ローリスク妊婦を診察する）と，従来の標準ケア（対照群498人，83％は医師のみ）が割り付けされた。

　チームケアグループの女性は，分娩促進（OR 0.66, 95％ CI 0.48-0.90），胎児モニタリングOR 0.72, 95％ CI 0.54-0.97）や麻薬（OR 0.74, 95％ CI 0.55-0.98）もしくは硬膜外麻酔（OR 0.65, 95％ CI 0.47-0.90）の使用が少なかった。会陰切開（OR 0.64, 95％ CI 0.46-0.90）がより少ないが，縫合を必要としない裂傷（OR 3.54, 95％ CI 1.91-6.62）が多かった。チームケアを受けていた産婦は，標準的なケアを受けていた産婦に比べて病院の滞在時間は7時間少なかった（平均値0.3日の差，95％ CI －0.5-－0.04）。

　標準的なケアを受けていた母親の子どもは，早産のためにNICUに5日間長く入院していた（OR 0.39, 95％ CI 0.18-0.84）。チームケアを受けた母親の子どもはIUGR（intrauterine growth restriction＝胎児発育不全）のため保育室に5日間長く入院していた。しかし，特別なケアを

する育児室への入院件数，早産，IUGR，周産期死亡に有意差は無かった。
- ● EL
  1+

文献 7 Biró MA, Waldenström U, Brown S, et al. Satisfaction with team midwifery care for low- and high-risk women: a randomized controlled trial. Birth 2003;30(1):1-10.
- ● 研究デザイン
  RCT
- ● 簡単なサマリー

Biró ら 2000 と同一対象，1995 年 11 月～1998 年 1 月に，産後 4 ヵ月の女性達にケアの評価が郵送法による質問紙調査で行われた。

オーストラリアのメルボルン Monash Medical Centre Clayton Campus（Tertiary Level）における，院内の助産チームによる継続ケアグループに割り付けられた女性の 95％はチームケアを受けていたが，標準ケアの 83％は医師のケアのみを受けていた。

助産師チームによるケアは，妊娠中，分娩時とある面でも産褥期のケアの満足度に関連があった。特に産前のケアについて最も違いがみられた。

産前のケアにおける主な違いは，医療者のタイプ（p＜0.001），医療者の数（p＜0.001），健診の待ち時間（p＜0.001）である。さらに医療者の訪問（p＜0.05），分娩時の助産師の数（p＜0.001）であった。

チームケアを受けた女性は標準ケアを受けた女性よりすべての項目で肯定的な評価をした。満足度は 7 段階評価で，全体として妊娠中のケアをどう表現するか（RR＝1.24，95％ CI＝1.13-1.36，p＜0.001）（チームケアは標準ケアと比較して，健康調査のときにいつでも聞きたいことが質問できた，いつも妊娠についての私（女性）の心配事や不安や気がかりと，児について真剣に扱われていると感じていたなど），分娩時のケアをどう表現するか（RR 1.11，95％ CI 1.03-1.20，p＜0.001）で差があった。

結論：チームケアを受けた女性は標準的ケアを受けた女性よりも分娩中のケアも満足していた。産前のケアも有意に（p＜0.05）満足していた。産後ケアの満足に差は無かった。
- ● EL
  1+

RQ 8　バルサルバ法の適応は？

文献 1 厚生労働科学研究平成 23 年度分担研究報告書．母親が望む安全で満足な妊娠出産に関する全国調査．
- ● 研究デザイン
  層化無作為抽出法による横断調査（疫学調査）
- ● 簡単なサマリー

44 都道府県 11 地方における大学病院，一般病院，診療所，助産院 459 施設で平成 23 年 8～12 月に 1 ヵ月検診に来院した褥婦に自記式調査を行った。このうち経腟分娩をした 4,020 人を対象として，妊娠中のケア，分娩時のケア，および産後のケアと満足度との関係を，全数，異

常の有無別，および初経産別で検討した。

　その結果，異常の無い初産婦では，息を止めて長くいきむバルサルバ法を誘導された産婦は，そうでない人よりも分娩時の満足度が低かった（調整 OR 0.60, CI 0.37-0.96）。本研究班の全国調査では，全対象者（帝王切開分娩含む）の 48.6％が「バルサルバ法によるいきみ」を誘導され，いきみたくなる前からいきんだのは 9.4％，いきみたくなってからいきんだのは 42.1％であった。

- EL

  2++

文献2 Yildirim G, Beji NK. Effects of pushing techniques in birth on mother and fetus: a randomized study. Birth 2008;35(1):25-30.

- 研究デザイン

  RCT

- 簡単なサマリー

　目的：バルサルバ法による努責法が母体と胎児に及ぼす影響を明らかにする。

　対象：合併症がなく，妊娠30～42週，単胎頭位，規則的な陣痛があり，子宮口が4cm以上開大している初産婦100人。分娩第2期に自然努責群とバルサルバ法努責群に無作為に割り付けた。

　介入方法：バルサルバ法の群に，分娩第1期に自然な努責法（息を止めて声門を閉じていきむ）を説明し，第2期にバルサルバ法でいきむ時に支援した。自然努責群に，分娩第1期に自然な努責法（呼気時に声門を開けていきむ）を説明し，第2期に自然にいきむ時に支援した。

　結果：母児の属性（体重・身長・頭位），胎児心拍モニタ，オキシトシン使用，会陰切開，会陰裂傷，および産後出血は両群に差は無い。分娩第2期はバルサルバ法が有意に長かった。児のアプガースコア1分と5分，臍帯血 pH は自然努責法で有意に高かった。分娩後，自然努責の女性は満足感が非常に高かった。

　結論：自然な努責法を教え，第2期に自然にいきみを支援すると，医療介入無しで分娩第2期を短縮し，新生児の健康状態がより良くなる結果をもたらす。また，この産婦達は自然な努責法でより効果的にいきめたと述べた。

- EL

  1++

文献3 Prins M, Boxem J, Lucas C, et al. Effect of spontaneous pushing versus Valsalva pushing in the second stage of labour on mother and fetus: a systematic review of randomised trials. BJOG 2011;118(6):662-70.

- 研究デザイン

  RCT のシステマティック・レビュー

- 簡単なサマリー

　目的：分娩第2期におけるバルサルバ努責法 vs 自然な努責が母子に与える利点と欠点を臨床的に比較する3つの RCT を解析（対象の基準に合う女性425人の初産婦）。硬膜外麻酔の使用例の論文は除外。

　結果：3つの RCT では，吸引鉗子分娩，帝王切開分娩，会陰修復，産後出血は差は無い。分

娩所要時間はバルサルバ法で有意に18.59分短かった（95% CI 0.46-36.73 min, n = 425）。新生児の臨床結果は差は無い。

産後3ヵ月時の膀胱機能はバルサルバ法では，好ましくない影響があった。尿意を感じてから我慢できる膀胱容量はそれぞれ41.5 ml（95% CI 8.40-74.60），54.6 ml（95% CI 13.31-95.89）であった。

結論：これらのエビデンス文献は分娩第2期にルーチンにバルサルバ法でいきむ方法を支持しなかった。バルサルバ法は（RCT 1文献であるが）膀胱機能に悪影響を与えていた。バルサルバ法で分娩第2期が短縮するが，この知見が臨床的に重要かは不明である。

- EL
  1++

文献4 Schaffer JI, Bloom SL, Casey BM, et al. A randomized trial of the effects of coached vs uncoached maternal pushing during the second stage of labor on postpartum pelvic floor structure and function. Am J Obstet Gynecol 2005;192(5):1692-6.

- 研究デザイン
  RCT
- 簡単なサマリー

分娩第2期に努責をコーチすることを控えることによって，骨盤底の構造や機能における産褥期の泌尿器・婦人科的な指標への影響が抑えられることを導いた。

対象：正常経過・単胎頭位・正期産の初産婦128人。

方法：子宮口全開大の時点で無作為化し，コーチング群か非コーチング群に割り当てた。コーチングされる群の初産婦（n = 67）は，陣痛時にバルサルバ法で10秒間努責する方法をコーチされ，間欠時に深呼吸するよう勧められた。コーチングを受けない初産婦（n = 61）は「自然（自由）にする」ことを勧められた。骨盤底のアセスメントは産褥3ヵ月時点で，泌尿器専門看護師によって盲検法により実施された。

結果：2群には属性，第2期分娩遷延（2時間以上）の割合，会陰切開，第3・4度会陰裂傷，硬膜外麻酔，鉗子分娩，オキシトシン陣痛促進に差は無かった。尿流動態検査（尿力学的検査）によって，コーチングを受けた群の方が膀胱の容量が少ないこと（p = 0.051），最初の尿意が減少していたこと（p = 0.025），軽度の子宮下垂（p = 0.048）を明らかにした。それ以外の指標に明らかな差は無かった。

結論：10秒間のバルサルバ法は膀胱容量を低下させる影響が示された。分娩遷延や胎児機能不全のような特別の適応に限定すべきである。

- EL
  1++

文献5 島田三恵子，中山香映，嶋野仁美，他．分娩時の努責が母児の健康に与える影響．母性衛生 2001;42(1):68-73.

- 研究デザイン
  観察研究（実験研究）
- 簡単なサマリー

分娩第2期の努責の長さと母児の生理学的指標との関連を検討して，努責が母児の健康に与

える影響の有無を検討した。

　対象：妊娠経過が正常で正期産で経腟分娩した産婦 134 人。

　方法：分娩第 2 期の努責時間および母児の生理学的指標を測定し比較した。

　その結果，15 秒以上努責すると努責時間の長さと SpO2（経皮的酸素飽和度）とが有意な負の相関があり，分娩第 2 期での 15 秒以上の努責は母体に低酸素状態をもたらすことが明らかにされた。胎児への影響は努責時間と遅発性一過性徐脈の発現には関連があった。

- EL

　2++

文献 6 Bloom SL, Casey BM, Schaffer JI, et al. A randomized trial of coached versus uncoached maternal pushing during the second stage of labor. Am J Obstet Gynecol 2006;194(1):10-3.

- 研究デザイン

　RCT

- 簡単なサマリー

　分娩第 2 期の努責について，コーチングを行う場合と行わない場合について比較を行った。

　対象：合併症の無い正期産，単胎・頭位の初産婦 320 人。

　方法：子宮口全開大時に介入群と対照群に無作為に割り当てた。努責をコーチされる群の初産婦（n＝163）は，標準化された陣痛時に声門を閉じて 10 秒間努責する方法（バルサルバ法）をコーチされ，間欠時に普通に呼吸するよう勧められた。

　結果：コーチングを受けない初産婦（n＝157）は，同じグループの努責の指導をしない助産師がついた。そして，「自然（自由）にする」ことを勧められた。分娩第 2 期の持続時間は，明らかにコーチングを受けた群の方がコーチングを受けなかった群より短かった（コーチング群 46 分，非コーチング群 59 分，p＝0.014）。その他の母体や新生児への状態には差は無かった。

　結論：バルサルバ法努責は分娩第 2 期を短縮させ，10 秒以内の努責なら産科的には有害ではないと示唆された。

- EL

　1++

文献 7 Simpson KR, James DC. Effects of immediate versus delayed pushing during second-stage labor on fetal well-being: a randomized clinical trial. Nurs Res 2005;54(3):149-57.

- 研究デザイン

　RCT

- 簡単なサマリー

　無痛分娩をする正常経過の正期産，単胎頭位の初産婦 45 人を対象として，子宮口が 8 cm 開大頃から 30 分おきに内診し，子宮口全開大時にいきむ群 22 人と遅れていきむ群 23 人に無作為に割り当てた。

〈直ぐにいきむ群〉

　全開大から児娩出まで，息を止めて 10 秒間いきむようコーチし，いきむ時は毎回看護師が少なくとも 10 秒間いきめるよう数えた（バルサルバ法）。

〈遅れていきむ群〉

全開大後いきみたくなるまで，最大2時間，左側臥位にし，産婦がいきみたくなったら，声門を開けたまま，1回6〜8秒以内，1回の陣痛に3回までいきむようにコーチした。

背景（妊娠週数，身長，妊娠中の体重増加，分娩第2期までのオキシトシンの投与量）は2群に差は無かった。

胎児の酸素不飽和度は直ぐにいきんだ群の方が高く（p=0.001），2分以上のFSpO2＜30％下降回数（p=0.02），変動一過性徐脈の回数（p=0.02），持続性徐脈の回数（p=0.05）が直ぐにいきむ群に有意の差で多かった。その他の胎児心拍のパターンや臍帯血ガス，アプガースコアには有意な差は無かった。

分娩第2期の所要時間は直ぐにいきんだ群の方が有意に短かった（p=0.01）が，いきんでいる時間はすぐにいきんだ群の方が有意に長かった（p=0.02）。合計分娩所要時間には有意な差は無かった。会陰裂傷（p=0.01）が直ぐにいきむ群に有意の差で多かった。その他，帝王切開分娩率，吸引鉗子分娩，分娩第2期遷延，会陰切開率には有意な差は無かった。

● EL

1+

文献8 Roberts CL, Torvaldsen S, Cameron CA, et al. Delayed versus early pushing in women with epidural analgesia: a systematic review and meta-analysis. BJOG 2004;111(12):1333-40.

● 研究デザイン

システマティック・レビュー

● 簡単なサマリー

正常妊娠経過でかつ分娩第1期から硬膜外麻酔中の産婦における，子宮口全開大後，さらに「遅くいきむこと」（第2期において努責を開始する時期）に関する潜在的な利点と問題を比較すること。2003年10月までのMEDLINE, EMBASE, CINAHL, Cochrane central register of controlled trialsの中から，第1期から硬膜外麻酔中の産婦におけるdelayed pushingに関するRCT採択基準とした。2人のレビュアーが独立して採択文献を査定し，ITT分析を行った。分娩第2期のいきみ開始時期について厳密にRCTを行っている研究は9つだけであった。

「遅くいきみ始める」方が「早くいきみ始める」方法よりも，回旋鉗子・中位鉗子分娩が有意に少ないが，帝王切開分娩は有意差は無い。分娩第2期の所要時間は「遅くいきみ始める」方が約1時間長いが，努責開始後娩出までの時間は短い傾向がある。他の母体指標の検討は不十分であった。

新生児のアプガースコア，蘇生，臍帯血ガス，NICUへの入院，新生児外傷，新生児死亡は有意な差は無いが，4文献のみで胎児新生児のアウトカムの検討としては十分とはいえない。

全てバルサルバ法によっていきむ，努責時期の違いによる検証である。

● EL

1++

RQ 9　会陰切開の適応は？

文献1　Carroli G, Mignini L. Episiotomy for vaginal birth. Cochrane Database Syst Rev 2009; (1):CD000081.

● 研究デザイン
RCT のメタアナリシス

● 簡単なサマリー
　Cochrane Pregnancy and Childbirth Group's Trials Register に登録された 8 個の RCT（女性 5,451 例）のメタアナリシスを行い，経腟分娩における会陰切開の効果を，必用時のみ行う群（restrictive）とルーチンに行う群（routine）とで比較した。
　routine 群に比し，restrictive 群では重度会陰裂傷の頻度が低く（RR 0.67, 95% CI 0.49-0.91），縫合頻度が低く（RR 0.71, 95% CI 0.61-0.81），創傷腟合併症頻度が低かった（RR 0.69, 95% CI 0.56-0.85）。しかし，逆に restrictive 群では，前方会陰損傷の頻度が高かった（RR 1.84, 95% CI 1.61-2.10）。重度の腟壁／会陰裂傷の頻度（RR 0.92, 95% CI 0.72-1.18），性交痛の頻度（RR 1.02, 95% CI 0.90-1.16），尿失禁の頻度（RR 0.98, 95% CI 0.79-1.20），いくつかの疼痛尺度結果は，両群間で差が無かった。会陰切開方法（正中側切開と正中切開）は，上記結果に影響しなかった。

● EL
1++

文献2　Fritel X, Schaal JP, Fauconnier A, et al. Pelvic floor disorders 4 years after first delivery: a comparative study of restrictive versus systematic episiotomy. BJOG 2008;115(2): 247-52.

● 研究デザイン
RCT

● 簡単なサマリー
　単胎頭位正期産（37～41 週）初産女性を，会陰切開を必用時のみ行う群（restrictive）とルーチンに行う群（routine）にランダムに振り分け，その 4 年後の母体骨盤底障害について，郵送による質問紙調査を行った。627 例が質問紙調査に回答し，そのうち 320 例が restrictive 群，307 例が routine 群であった。両群間において，初産分娩 4 年後，尿失禁頻度（26% vs 32%），会陰痛頻度（6% vs 8%），性交痛頻度（18% vs 21%）に差は認められなかった。肛門失禁頻度は restrictive 群の方が低かった（11% vs 16%）。ただし，腸内ガス失禁頻度は統計学的有意に restrictive 群の方が低かった（8% vs 13%）が，便失禁頻度は差が無かった（両群とも 3%）。ロジスティック回帰分析の結果，ルーチン会陰切開は必要時のみ会陰切開を行う方法に比べ，4 年後の肛門失禁のリスクを約 2 倍に増加させることが確認された（OR 1.84, 95% CI 1.05-3.22）。

● EL
1+

文献3　Hartmann K, Viswanathan M, Palmieri R, et al. Outcomes of routine episiotomy: a sys-

tematic review. JAMA 2005;293(17):2141-8.
- ● 研究デザイン
    RCT のメタアナリシス
- ● 簡単なサマリー

routine に行う会陰切開と restrictive に行う会陰切開の母体に与える影響の比較についてエビデンスを得るためにレビューを行った。MEDLINE, Cumulative Index to Nursing and Allied Health Literature, Cochrane Collaboration resources, 1950～2004 年の英文論文の中から，経腟分娩時の会陰外傷の転帰に関して考察してあり，40 例以上の症例数のある RCT のオリジナル論文 986 件が抽出され，このうち 26 件が検討対象となった。

(1) 母体の分娩後の経過の検討にあたり，7 件の restrictive な会陰切開と routine の会陰切開を比較した RCT（n=5001）が対象となった。うち 4 件は本構造化抄録に収載されている。
　　restrictive な会陰切開の定義は，厳格なものは胎児適応の場合のみの会陰切開としており，緩やかなものは医学的に必要と認めた場合のみの会陰切開としており，挫滅を起こしそうな場合の施行については定義も分かれている。
　　routine な会陰切開の定義は，routine に行われる通常のケア，選択的に行う，となっている。
　①正常な会陰部が維持されている：routine vs restrictive：RR 0.46（0.30-0.70）
　②第 3・4 度裂傷は，4 件が routine 群で多いとし，2 件が restrictive 群で多い。
　③直腸への外傷：routine vs restrictive：RR 1.13（0.78-1.65）
　④会陰前方の裂傷は，4 件が restrictive 群で多いとし，1 件が routine 群で多い。
　⑤縫合を要したもの：routine vs restrictive：RR 1.26（1.08-1.48）（前方裂傷は要しない）

(2) 疼痛に関する検討の対象となった論文は 5 件（うち 4 件は構造化抄録に収載）。他の 1 件の結果は，703 例に対して分娩後 1，2，10 日後の疼痛を McGill Pain Scale で検討し，両群間に有意差は無い。

(3) 治癒過程については 2 件の論文（構造化抄録に収載）で検討がなされ，血腫形成，感染，治癒過程での合併症に関して両群間で有意差は無い。

(4) 母体出血量については 2 件の論文（構造化抄録に収載）で検討がなされ，1 件は母体ヘモグロビン値の変化で両群に有意差は無し，1 件は routine 群で出血量が 58 ml 多いとされた。

(5) 正中切開と正中側切開の比較は 1 件の RCT でなされた（前述の 7 件とは別）。
　①正中切開でより多くの合併症が起こった（$p<0.001$）。
　②肛門括約筋への創の延長は，正中側切開で 9%，正中切開で 24% であった。
　③正中切開群では会陰部の創は小さかった（$p<0.001$）。
　④疼痛には有意差は無い。
　⑤3 ヵ月後の検討で，正中切開群の方がより早く性交渉を復活しており（$p<0.01$），創の美容上の形態も良好であった（$p<0.02$）。

(6) 尿失禁，便失禁，骨盤底脆弱化に関する検討は，16 件の論文（12RCT と 4 コホート研究）がある。
　①3 ヵ月または 3 ヵ年の研究で，尿失禁に関し有意な結果の出た研究はなかった。
　②会陰切開群 vs 自然裂傷群で尿失禁に関する症候の有無は，RR 1.02（0.83-1.26）RCT，RR 0.88（0.72-1.07）コホートであり，有意差は無い。
　③便失禁に関しても会陰切開の有無で有意な結果の出た研究は無かった。

④類似した2件の論文を併せて検討すると，会陰切開群 vs 非会陰切開群での便またはガス失禁の有無の比較は，RR 1.91（1.03-3.56）となる。
（7）性機能に関する検討は9研究（4RCT と5コホート研究）あり。
　　①1研究で，分娩後1ヵ月での性交渉開始は，restrictive 群で37％，routine 群で27％（p＜0.01）。しかし，3ヵ月での性交渉開始，性交痛は両群間で有意差は無い。
　　②1研究で，性交渉開始は restrictive 群が routine 群に比し1週間早い。しかし3ヵ月後の調査では両群間で差は無い。
　　③コホート研究からは，会陰切開の有無で性機能の差は無い。ただ，会陰切開群で分娩後3ヵ月の性交渉時の痛みが多い傾向があった RR 1.53（0.93-2.51）。
　結論：routine な会陰切開により母体の受ける利点は総合的にみて少ない。
- EL
  1+

文献4 Dannecker C, Hillemanns P, Strauss A, et al. Episiotomy and perineal tears presumed to be imminent: randomized controlled trial. Acta Obstet Gynecol Scand 2004;83(4): 364-8.

- 研究デザイン
  RCT
- 簡単なサマリー

　会陰裂傷が考えられる時，どのような適応に基づいて会陰正中側切開を行えば切開施行率を減らし会陰部を正常に保つことができ，かつ母児に悪影響を与えないかを検討した。胎児適応においてのみ会陰切開を行う方針（restrictive）と，胎児適応に加えて，裂傷が起こりそうな時に切開をする方針（liberal）を比較した。対象者は146人の34週を過ぎた初産単胎産婦のうち，経腟分娩となった109人である。

　restrictive policy での liberal policy に対する relative risk（RR）で表示
　episiotomy 施行の RR：0.47（95％ CI 0.3-0.7），会陰が正常に保たれる RR：2.9（95％ CI 1.2-6.9），軽微な会陰外傷を起こす RR：2.9（95％ CI 1.6-10.5），第3度裂傷を起こす RR：0.43（95％ CI 0.1-2.1），外陰前方外傷を起こす RR：1.1（95％ CI 0.8-1.8）。

　産褥5日間で最大の会陰部痛の VAS 値（0-100 mm）のさまざまな体勢での差は，臥床時（R 22, L 39）16（95％ CI 2-30）（p＝0.025），座位時（R 51, L 69）18（95％ CI 5-31）（p＝0.009），歩行時（R 37, L 56）19（95％ CI 6-33）（p＝0.005），排便時（R 21, L 36）15（95％ CI 0-30）（p＝0.048）。退院までの日数は R 4.2, L 4.4，差は－0.22（95％ CI －0.98-0.53）（p＝0.62）。ヘモグロビン値の変化に差はどちらも 1.3 mg/dl で，差は 0.02 mg/dl（95％ CI －0.56-－0.61）（p＝0.94）。児の指標：1分後，2分後，5分後，10分後のアプガースコア，臍帯動脈血 pH 平均値，7.15 未満のものの数には両者で差は無い。

　結論：会陰部正中側切開を会陰裂傷が起こりそうな時に施行しても，極力回避する場合と比較して利点はなく，会陰裂傷が起こりそうな時を切開の適応とするのは不適当である。
- EL
  1++

文献5 Carroli G, Belizan J. Episiotomy for vaginal birth. Cochrane Database Syst Rev 2000;

(2):CD000081.

- ● 研究デザイン

  RCT のメタアナリシス

- ● 簡単なサマリー

  経腟分娩における制限した会陰切開の効果をルーチンに行った場合と比較するために Cochrane Pregnancy and Childbirth Group trials register を検索し，会陰切開を制限して用いた方法（restrictive use）とルーチンに会陰切開を行う方法（routine use）を比較した RCT を抽出した。6 件の RCT が検討対象である。例数は，restrictive use：2,441，routine use：2,409 であった。

  会陰切開を行った例の比率は，restrictive use：27.6%，routine use：72.7%。

  以下，routine use に対する restrictive use の相対リスク（95% CI）で表示

  会陰後方外傷：0.88（0.84-0.92），縫合を要した例：0.74（0.71-0.77），治癒過程での合併症：0.69（0.56-0.85），会陰前方外傷：1.79（1.55-2.07），重度の腟壁または会陰の外傷：1.11（0.83-1.50），性交痛：1.02（0.90-1.16），尿失禁：0.98（0.79-1.20）。

  切開方法として正中側切開でも正中切開でも検討結果は同様であった。

  結論：restrictive use は，routine use と比較して会陰後方外傷，縫合必要例，治癒過程での合併症の 3 点で優れており，restrictive use の方が好ましくない結果であったのは，会陰前方外傷が多かった点だけであり，routine use に比して restrictive use の方が利点は多い。

- ● EL

  1++

文献6 Argentine Episiotomy Trial Collaborative Group. Routine vs selective episiotomy: a randomized controlled trial. Lancet 1993;342(8886-8887):1517-8.

- ● 研究デザイン

  RCT

- ● 簡単なサマリー

  可能なかぎり会陰切開を行うことを避け，胎児に起因する理由または重度の会陰外傷が起こりそうなときだけ会陰切開をする（selective）方法と，会陰切開を避けるトライアルを行う前にその病院の方針に従って会陰切開をする（routine）方法について，その効果と裂傷の出現頻度を比較する。対象者は初産または 1 回経産婦で，selective：1,298 人，routine：1,308 人。会陰切開が施行された率は，selective：30.1%，routine：82.6%。

  以下，selective 群の routine 群に対するリスク比で表示

  重度裂傷：selective の方が少ない RR：0.78［0.40-1.54］，第 3 度裂傷：selective の方が多い RR：1.38［0.84-2.21］，前方裂傷：selective の方が多い RR：2.36［1.89-2.94］，後方裂傷修復術：selective の方が少ない RR：0.72［0.68-0.75］，1 分後アプガースコア（＜7）：selective の方が多い RR：1.09［0.71-1.67］，退院時疼痛：selective の方が少ない RR：0.72［0.65-0.81］，退院時血腫：selective の方が少ない RR：0.96［0.65-1.42］，7 日後合併症：RR：0.69［0.56-0.85］，7 日後感染：RR：0.91［0.37-2.21］，7 日後離開：RR：0.45［0.30-0.75］。

  結論：重度会陰裂傷の発生に両群間で差は無く，ルーチンに会陰切開を行う必要性は否定される。また，創治癒過程での合併症の頻度からもルーチンに行う会陰切開は否定的である。

● EL
1++

文献7 House MJ, Cario G, Jones MH. Episiotomy and the perineum: a random controlled trial. J Obstet Gynaecol 1986;7:107-10.

● 研究デザイン

RCT

● 簡単なサマリー

control group として，会陰切開を胎児機能不全の場合のほか，母体の理由によっても行うものとした。study group として，control group と同様に観察するが，裂傷が起こりそうであることを理由としての会陰切開はしないものとした。例数は，study group が初産50例，経産44例，control group が初産48例，経産23例であった。

会陰切開を行った例の比率は，study group が初産32%，経産2%，control group が初産79%，経産48%であった。

会陰無傷または第1度裂傷は，初産は study group 32% vs control group 4%で study group が多い（$p<0.001$）。経産も study group 54% vs control group 26%で study group が多い（$p<0.05$）。

第2度裂傷は，初産は study group 36% vs control group 17%で study group が多い（$p<0.05$）。経産は study group 43% vs control group 22%で有意差は無い。

第3度裂傷は，経産 control group で1例みられたのみで，比較解析は不能である。

分娩所要時間，アプガースコアには両群間で有意差は無い。

出血量は，study group が $214±162$ ml，control group が $272±160$ ml，（$p=0.01$）。

分娩3日後の疼痛は，study group で moderate：18%，severe：3%，control group で moderate：39%，severe：10%と有意差があった（$p=0.001$）。6週間後，3ヵ月後は両群間で有意差は無い。

結論：会陰切開を児適応に制限して行った方が会陰の裂傷の頻度が少なく，適応を広げて会陰切開を行うことに明らかな優位性は認められなかった。

● EL
1++

文献8 Sleep J, Grant A, Garcia J, et al. West Berkshire perineal management trial. Br Med J (Clin Res Ed) 1984;289(6445):587-90.

● 研究デザイン

RCT

● 簡単なサマリー

会陰切開を，胎児の緊急性のある場合に限って行う群（restrictive policy）と比較的自由な適応で行う群（liberal policy）に分け，比較した。1982年の研究期間（5ヵ月間）に，満37週以降の頭位，単胎で経腟分娩が期待される1,000例が対象である。restrictive policy：498例，liberal policy：502例であった。

実際に会陰切開が施行された率はそれぞれ，restrictive policy：10.2%，liberal policy：51.4%であり，初産，経産に分けると，それぞれの群で，17.9%，5.1%；67.1%，39.2%であった。

restrictive policy の方が，後方会陰裂傷を起こした例の比率と無傷であった例の比率が，liberal policy に比し有意に大きかった（p＜0.0001）。また，restrictive policy では前方陰唇裂傷が liberal policy に比し有意に多かった（RR：1.52, 95% CI：1.19-1.94, p＜0.001）。

liberal policy の方が，restrictive policy に比し，縫合を必要とする例が有意に多かった（78% vs 69%，p＜0.01）。この差は初産婦で顕著。

1分後アプガースコア7点未満，10日間NICUに収容された児の比率，分娩10日後に経口鎮痛薬を服用した母体の比率，会陰部の痛みを訴えた母体の比率（10日後・3ヵ月後）は有意差は無い。

出産後1ヵ月で性交渉を開始している比率は，restrictive policy で37%，liberal policy で27%であり，有意差がある（p＜0.01）が，3ヵ月後の比率は全体で約90%であり，両群間で差は無い。最初の1ヵ月は会陰部無傷例の比率を反映している可能性がある。

最初の性交渉での性交痛は有意差は無い。3ヵ月後に尿漏れを認め，経産婦に多い傾向があるが，両群間では有意差は無い。

したがって，liberal に会陰切開を行うことの有利性はほとんど無いといえる。会陰切開等の産科手術を減らすことが産後の生活の回復につながる可能性がある。

● EL

1++

RQ 10　分娩時のルーチンの点滴は？

文献1 周産期統計. 日産婦誌 2011;63(6):1320-4.

● 研究デザイン

統計資料

● 簡単なサマリー

〈周産期委員会報告〉

登録に参加した131施設における2009年の総分娩登録数は76,113件である。うち，74,643件において分娩時出血量についての回答があった。登録施設が大学病院や周産期センターに偏っている可能性があり，帝王切開分娩例の出血量も一緒に入れたデータである。

500 ml 未満が52.8%，500 ml 以上が47.2%，1,000 ml 以上が17.9%である。

出血量（ml）	分娩数	%
〜　　　499	39,379	52.8%
500〜　　999	21,895	29.3%
1,000〜1,499	7,943	10.6%
1,500〜1,999	3,133	4.2%
2,000〜2,499	1,222	1.6%
2,500〜2,999	493	0.7%
3,000〜	578	0.8%
合計	74,643	100.0%

● EL

3+

文献2 竹村秀雄．分娩後出血予防に対する適切な介入とは．ペリネイタルケア，2002;新春増刊：134-42.

● 研究デザイン
　総説
● 簡単なサマリー
〈小阪産病院〉
　1991～2000年の総分娩数は18,381件，このうち経腟分娩数は16,064件（78.4％）である。500 ml未満が81.1～86.0％，500 ml以上が14.0～18.9％，1,000 ml以上が3.0～4.0％である。メテルギンのルーチン投与を中止後のデータ。

　　輸血　　　　　　　　36　0.20％
　　輸血原因（帝王切開分娩）
　　　前置胎盤　　　　14　9.98％
　　　胎盤早期剥離　　 9　0.08％
　　　癒着剥離　　　　 2　0.01％
　　　その他　　　　　 5　0.03％
　　輸血原因
　　　弛緩出血　　　　 3　0.02％
　　　子宮内反症　　　 1　0.01％
　　　腟壁血腫1　　　 1　0.01％
　　　外陰部静脈破裂1   1　0.01％

			2000年
第3,4期	初産婦	平均±SD	336±273
出血量（ml）	経産婦	平均±SD	302±249
500 ml以上	初産婦		18.9％
	経産婦		14.0％
1,000 ml以上	初産婦		4.0％
	経産婦		3.0％

● EL
　3+

文献3 町田利正編．東京オペグループの分娩および手術統計―最近30年間のデーターのまとめ―．2004;4.

● 研究デザイン
　統計資料（毎年8万件，日本全体の約7％を扱った開業医グループのデータ）
● 簡単なサマリー
1）2005年の総分娩数80,304件のうち頭位経腟分娩は61,267件である。総分娩数のうち，500 ml未満88.7％，500 ml以上が11.3％，1,000 ml以上が2.3％であった。

出血量（ml）：帝王切開分娩含む分娩総数		2005年 %
500〜999	7,222	9.0%
1,000〜	1,877	2.3%
合計	9,099	11.3%

出血の原因では，頸管裂傷 0.8％であった。

2）都下の M 産婦人科医院

5年間の帝王切開分娩を除いた経腟分娩 2,646 件のうち，1,000 ml 以上の出血は 4.08％であった。

● EL

3+

文献4 関東圏内の NICU を設置していない（ハイリスク例ではない）第2次医療機関（SS 病院および ST 病院の産科責任医師から提供）における，10 年間または 16 年間の全分娩の出血量に関する臨床データ

● 研究デザイン

臨床データ

● 簡単なサマリー

1）SS 病院　産婦人科データ

1990〜2006 年の 16 年間の総分娩数は 13,885 件，このうち正期産単胎分娩数は 8,532 件である。500 ml 未満 77.7％，500 ml 以上が 22.3％，1,000 ml 以上が 3.6％である。

出血量（ml）	1990-2006 年	
500〜 999	1,599	18.7%
1,000〜1,499	237	2.8%
1,500〜1,999	49	0.6%
2,000〜	19	0.2%
合計	1,904	22.3%

2）ST 病院　産婦人科データ

1996 年 1 月 1 日〜2005 年 6 月 30 日の 9 年半の総分娩数は 2,844 件，経腟分娩数 2,499 件のうち，500 ml 未満 83.0％，500 ml 以上が 17.0％，1,000 ml 以上が 2.3％である。

出血量（ml）	1996.1.1-2005.6.30	
500〜 999	368	14.7%
1,000〜1,499	48	1.9%
1,500〜1,999	6	0.2%
2,000〜	4	0.2%
合計	426	17.0%

出血の原因では弛緩出血 9.7％，頸管裂傷 0.4％，頸管挫滅 0.3％，腟壁血腫 0.1％，胎盤早期剥離 0.1％，前置胎盤 0.4％であった。

● EL
3+

> **RQ 11**　分娩時胎児心拍数の観察と対応は？

文献1　日本産科婦人科学会/日本産婦人科医会編集・監修. CQ410 分娩監視の方法は？　産婦人科診療ガイドライン―産科編 2011, 2011.

● 研究デザイン
ガイドライン

● 簡単なサマリー

Answer

1. 分娩の監視は医師，助産師，もしくはよく訓練された看護師が定期的に行う。(A)
2. 分娩監視装置の胎児心拍数陣痛図は，3 cm/分で記録する。(B)
3. 分娩第1期（入院時を含め）には分娩監視装置を一定時間（20分以上）使用し，正常胎児心拍数パターンであることを確認する。(B)
4. 3. を満たした場合，Answer 5 以外の妊婦については，次の分娩監視装置使用までの一定時間（6時間以内）は間欠的児心拍聴取（15～90分ごと）で監視を行う。
   ただし，第1期を通じて連続的モニタリングを行ってもよい。(B)
5. 以下の場合は連続的モニタリングを行うが，トイレ歩行時など医師が必要と認めた時には一時的に分娩監視装置を外すことは可能である。
    1）子宮収縮薬使用中（A）
    2）以下の場合（B）
       分娩第2期，母体発熱中（≧38.0℃），用量 41 mL 以上のメトロイリンテル挿入中，無痛分娩中
    3）「監視の強化」以上が必要と判断された場合（B）
    4）ハイリスク妊娠（B）
    ・母体側要因：糖尿病合併，妊娠高血圧症候群，妊娠・分娩中の低酸素状態が原因と考えられる脳性麻痺児・IUFD 児出産（≧30週）既往，子癇既往，子宮内腔に及ぶ子宮切開手術歴
    ・胎児側要因：胎位異常，推定児体重＜2,000 g，胎児発育不全，多胎妊娠
    ・胎盤や羊水の異常：低置胎盤
    5）その他，ハイリスク妊娠と考えられる症例（コントロール不良の母体合併症等）（C）
6. 以下の場合は一定時間（20分以上）分娩監視装置を装着する。
    1）破水時（B）
    2）羊水混濁あるいは血性羊水を認めたとき（B）
    3）間欠的児心拍聴取で（一過性）徐脈，頻脈を認めたとき（A）
    4）分娩が急速に進行したり，排尿・排便後など，胎児の位置の変化が予想される場合（胎児心拍聴取でもよい）（C）
7. 連続的にモニタされた胎児心拍数陣痛図の確認は，監視者が以下の間隔で行う。(C)
    1）胎児心拍数波形分類でレベル1または2を呈し，特にリスクの無い，あるいはリスクが

低いと判断される産婦：分娩第1期は約30分間隔で，分娩第2期は約15分間隔
　2）胎児心拍数波形分類でレベル3を呈す例またはハイリスク産婦：分娩第1期は約15分間隔で，分娩第2期では約5分間隔
　3）胎児心拍数波形分類でレベル4または5では連続的に波形を監視する

● EL
　ガイドライン

文献2 日本助産師会編．ガイドラインの活用について 1）ガイドライン活用の前提となる留意事項 助産所業務ガイドライン2009年改定版．2009,20-20．

● 研究デザイン
　ガイドライン

● 簡単なサマリー
　分娩監視装置を使用しない場合の分娩時の児心音聴取は，有効陣痛がある場合は，原則として分娩第1期の潜伏期は30分毎，活動期は15分毎，第2期は5分毎とする．聴取時間は，いずれも，子宮収縮直後に60秒測定し，子宮収縮に対する心拍数の変動について児の状態（well-being）を評価すること．

● EL
　ガイドライン

文献3 Grivell RM, Alfirevic Z, Gyte GM, et al. Antenatal cardiotocography for fetal assessment. Cochrane Database Syst Rev 2010;(1):CD007863.

● 研究デザイン
　Cochrane Pregnancy and Childbirth Group's Trials Register（April 2009）に掲載されているRCTおよび類RCTのメタアナリシス

● 簡単なサマリー
　出生前のCTG（従来法とコンピュータ自動判定法）の，母児の予後への影響を評価することを目的として，ハイリスク妊娠女性を対象としたRCTおよび類RCTのメタアナリシスを行った．
　6試験（女性2,105例）を解析したが，いずれも高品質ではなかった．
　2試験のみが，適切にランダム化と盲検試験を行っていた．6試験全てがハイリスク妊娠のみを対象としていた．CTG従来法とCTG無しの比較において，周産期死亡率（RR 2.05, 95% CI 0.95-4.42, 2.3% vs 1.1%, four studies, n＝1,627）に有意な差が認められなかった．またメタアナリシスにはデータが不十分ではあるものの，予防可能な児死亡の頻度（RR 2.46, 95% CI 0.96-6.30, four studies, n＝1,627）にも有意な差が認められなかった．同様に，帝王切開分娩率（RR 1.06, 95% CI 0.88-1.28, 19.7% vs 18.5%, three trials, n＝1,279）に，有意な差は認められなかった．CTGコンピュータ法とCTG無しを比較する試験はなかった．CTGコンピュータ法はCTG従来法に比べ，有意に周産期死亡率を低下させた（RR 0.20, 95% CI 0.04-0.88, two studies, 0.9% vs 4.2%, n＝469）．しかし，メタアナリシスにはデータが不十分ではあるものの，予防可能な児死亡の頻度（RR 0.23, 95% CI 0.04-1.29, two studies, n＝469）には有意な差が認められなかった．また，帝王切開分娩率（RR 0.87, 95% CI 0.61-1.24, 63% vs 72%, one study, n＝59）に，有意な差は認められなかった．

以上より，妊娠中のCTGが周産期予後を改善するという明らかな証拠は認められなかったが，ハイリスク妊娠という特別の集団に対するCTGコンピュータ法に焦点をあててさらに研究が必要である。
- EL
  1+

文献4 American College of Obstetricians and Gynecologists. ACOG Practice Bulletin No. 106: Intrapartum fetal heart rate monitoring: nomenclature, interpretation, and general management principles. Obstet Gynecol 2009;114(1):192-202.
- 研究デザイン
  ガイドライン
- 簡単なサマリー

〈推奨・結論レベルA（良質で安定した科学的根拠に基づく）〉
・脳性麻痺予測におけるCTGの偽陽性率は99％以上である。
・CTG使用における異常パターンは，吸引および鉗子分娩，帝王切開分娩の頻度の増加と関係がある。

〈推奨・結論レベルB（限定的で安定しない科学的根拠に基づく）〉
・CTGの結果の解釈は，観察者内と観察者間の両方でバラツキがある。
・CTG使用は，脳性麻痺を減少させない。

〈推奨・結論レベルC（専門家の意見による）〉
・ハイリスク産婦の分娩に際しては，CTGで連続モニタすべきである。
- EL
  ガイドライン

文献5 American College of Nurse-Midwives. Intermittent Auscultation for Intrapartum Fetal Heart Rate Surveillance(replaces ACNM Clinical Bulletin #9, March 2007). J Midwifery Womens Health 2010;55(4):397-403.
- 研究デザイン
  ガイドライン
- 簡単なサマリー

〈間欠的胎児心拍聴取法（Intermittent Ausculation；IA）についての推奨〉
1）満期の分娩開始時に胎児アシドーシスにつきローリスクである場合，胎児心拍モニタ法として，IAが望ましい。
2）IAは，IAを使用する基準，CTGに変更する基準，測定と記録のプロトコールを含むガイドラインに従って実施されるべきである。
3）胎児心拍数の一過性変化を検出するには，multiple-count method（5～15秒間のカウントを複数回行って，胎児心拍数のaccelerationとdecelerationとを検出する方法）が，single count methodよりも正確であり信頼できる。
4）陣痛期を通して聴取する方が，陣痛間欠期に聴取するより，CTGへの変更を示唆する一過性の胎児心拍数変化を捉えるのに優れている。
5）胎児心拍数パターンを記載するには定められた用語を使用する。

6）異なる IA プロトコールの信頼性と価値を決めるには，さらなる研究が必要である。
- EL
  ガイドライン

文献6 Gourounti K, Sandall J. Admission cardiotocography versus intermittent auscultation of fetal heart rate: effects on neonatal Apgar score, on the rate of caesarean sections and on the rate of instrumental delivery—a systematic review. Int J Nurs Stud 2007;44(6):1029-35.

- 研究デザイン
  RCT のメタアナリシス
  （入院時 CTG）
- 簡単なサマリー

産科的リスクの低い妊婦の分娩入院時 CTG の施行が新生児予後の改善につながるか否かをアプガースコアの点から検討するとともに，同時に吸引鉗子分娩や帝王切開分娩の増加につながるか否かを，レビューにより検証すること。

Cochrane Library, Medline, Embase, PubMed を検索し，RCT と RCT のシステマティック・レビューの計 82 編を抽出，これらの研究の quality を検証し，quality が高いと認められるものをメタアナリシスの対象とした。対象となった RCT は 3 編である（本構造化抄録の他の 3 編に一致：各研究の結果はそれぞれの構造化抄録参照のこと）。

入院時 CTG 施行群の間欠的聴診群に対する 3 研究の pooled relative risk（95% CI）で表示，各研究の Weight は，Impey et al 76.3%，Mires et al 21.0%，Cheyne et al 2.77% である。

新生児 5 分後アプガースコア 7 点未満の RR 1.35（0.85-2.13），$p=0.20$，帝王切開分娩率の RR 1.2（1.00-1.41），$p=0.045$，吸引鉗子分娩率の RR 1.1（1.02-1.18），$p=0.042$。

結論：ローリスク妊婦の分娩に際して，入院時 CTG は，その新生児転帰向上について確たる結論が出るまではルーチンに行うべきではない。母数をより大きくしたメタアナリシスを行うことによって有意な結論が得られるかもしれない。

- EL
  1+

文献7 Impey L, Reynolds M, MacQuillan K, et al. Admission cardiotocography: a randomised controlled trial. Lancet 2003;361(9356):465-70.

- 研究デザイン
  RCT（入院時 CTG）
- 簡単なサマリー

ローリスク産婦に対して行う入院時心拍モニタの有用性を新生児と母体の結果から検討した。対象は除外基準をクリアした 1997 年 8 月～2001 年 8 月の約 4 年間で分娩に至った 15,163 例のうち研究に同意した 8,628 例。

入院時 CTG（A）群（4,298 例）は 20 分間の入院時 CTG を行い，Usual care（U）群（4,282 例）は間欠的聴診を行い，分娩第 1 期の場合は 15 分毎に子宮収縮後に 1 分間聴診し，分娩第 2 期の場合は 5 分毎に子宮収縮後に 1 分間聴診するものである。異常所見が認められた場合は，CTG による分娩開始へと進む。

主要項目発生例数は A 群 56 例（1.30%），U 群 55 例（1.28%），RR：1.01（95% CI：0.70-1.47）。このうち，修正周産期死亡，アシドーシスで NICU 管理，新生児痙攣，補助呼吸，胎便吸引，腎機能不全，inotropic support，低筋緊張：全て有意差は無い。

二次的評価項目について［A の U に対する RR（95% CI）で表示］

新生児側：分娩中の胎便，NICU 入室，動脈血と静脈血の pH，動脈血の base deficit，5 分後アプガースコア 7 点未満，超音波または CT での異常：有意差は無い。

母体側：連続 CTG 監視になった 1.39（1.33-1.45），胎児採血施行 1.30（1.14-1.47），オキシトシンで促進，分娩所要時間，帝王切開分娩，吸引鉗子分娩，骨盤位経腟分娩，会陰切開，出血量 500 ml 超：全て有意差は無い。

結論：分娩ユニットへの入院時に 20 分間の CTG をルーチンに行うことは，新生児の予後改善に影響せず，また，帝王切開分娩などの産科手術の有意な増加につながることも無かった。

● EL

　1++

文献 8 Cheyne H, Dunlop A, Shields N, et al. A randomised controlled trial of admission electronic fetal monitoring in normal labour. Midwifery 2003;19(3):221-9.

● 研究デザイン

　RCT（入院時 CTG）

● 簡単なサマリー

院内助産院において，健康な妊婦の自然分娩開始の入院時に CTG を行うことは，入院時に CTG を行わない場合と比較して連続モニタ実施につながりやすいという仮説を検証すること。

ローリスクと考えられかつ同意のとれた 334 人を対象とし，312 人が解析の対象となった。20 分間の CTG をルーチンに受ける群（control 群：148 人）とし，1 群は子宮収縮の間とその直後に 60 秒以上の聴診をドプラ装置により行う群（study 群：164 人）とした。

連続モニタとなった例，分娩第 1 期所要時間，分娩第 2 期所要時間：有意差は無い

連続非連続を問わずモニタを追加した例：cont：125（84%），stu：61（37%）：p = 0.001（chi square）。

追加モニタ時間が分娩時間に占める%：cont：14%（0.7-87），stu：27%（1.5-96）：p = 0.002（M-W U-test）。追加モニタをした理由は，control 群は入院時モニタを続けてしまった，study 群は分娩部（Labour Ward）に転送してモニタを着けた。

以下の項目は有意差は無し：人工破膜，児頭誘導，胎児採血，シントシノン使用，硬膜外麻酔，内診回数，分娩部（Labour Ward）への転送例，正常経腟分娩，経腟手術，帝王切開分娩，出血量 500 ml 以上，1 分後アプガースコア 7 点未満，5 分後アプガースコア 7 点未満，NICU 入室。

結論：院内助産院において，入院時に CTG を行った例と聴診を行った例で分娩様式，児の転帰に差はなかった。入院時 CTG を行った例では有意に追加の CTG を行った例数が多かった。しかし，追加 CTG の施行された時間は入院時聴診を行った例で長かった。

● EL

　1++

文献9 Mires G, Williams F, Howie P. Randomised controlled trial of cardiotocography versus Doppler auscultation of fetal heart at admission in labour in low risk obstetric population. BMJ 2001; 322(7300):1457-60;discussion 1460-2.

● 研究デザイン

RCT（入院時CTG）

● 簡単なサマリー

ローリスク妊産婦に対し，入院時にCTGを行うこととドプラでの心音の聴取を行うことを，新生児の転帰とその後の産科処置に与える影響の観点から比較した。

産科的異常が無いと診断された3,751人の妊産婦を対象とした。

母集団を妊娠第3期の来院時にランダム化し，自然の分娩開始により入院した時に，CTG群には20分間のCTGを行い，ドプラ群には子宮収縮中または直後にドプラによる心音聴取を行った。ランダム化と入院との間に異常を発生した症例は1,384人あり，これらを除いた2,367例での解析（サブグループ解析）も別途実施した。

フルグループ解析：CTG群のドプラ群に対するOR（95% CI）で表示，臍帯動脈血代謝性アシドーシス，5分後アプガースコア7点未満，IPPVが必要，NICU入室，低酸素性壊死性脳炎，人工破膜，分娩促進，児頭採血pH計測：有意差は無い

連続胎児心拍モニタへの移行：1.35（1.17-1.54），硬膜外麻酔：1.15（1.00-1.33），手術的分娩（帝王切開術を含む）：1.15（1.00-1.32）。

サブグループ解析：CTG群のドプラ群に対するOR（95% CI）で表示

臍帯動脈血代謝性アシドーシス，5分後アプガースコア7点未満，IPPVが必要，NICU入室，低酸素性壊死性脳炎，人工破膜，児頭採血pH計測：有意差は無い

連続胎児心拍モニタへの移行：1.49（1.26-1.76），分娩促進：1.26（1.02-1.56），硬膜外麻酔：1.33（1.10-1.61），手術的分娩（帝王切開術を含む）：1.36（1.12-1.65）。

結論：ローリスク妊産婦について，入院時CTGはドプラでの聴取に比し，新生児転帰の改善にはつながらない。入院時CTGによって産科手術を含む産科的介入が増す傾向がある。

● EL

1+

文献10 Alfirevic Z, Devane D, Gyte GM. Continuous cardiotocography(CTG)as a form of electronic fetal monitoring(EFM)for fetal assessment during labour. Cochrane Database Syst Rev 2006;(3):CD006066.

● 研究デザイン

RCTのメタアナリシス（分娩中CTG）

● 簡単なサマリー

〈分娩進行中の連続CTGモニタの効果を検証すること〉

Cochrane Library, Medline, Embase, Dissertation Abstracts, National Research Registerを検索し，連続CTGモニタ群とそうでない群を比較したRCTを抽出。そうでない群とは胎児心拍モニタを行わない群，間欠的に聴診を行う群，間欠的にCTGを行う群のいずれかである。

〈連続CTGモニタ群のそうでない群に対する相対危険度（95% CI）〉

周産期死亡率：0.85（0.59-1.23），n＝33,513，11研究

新生児痙攣：0.50（0.31-0.80），n＝32,386，9研究

脳性麻痺：1.74（0.97-3.11），n＝13,252，2 研究
帝王切開分娩：1.66（1.30-2.13），n＝18,761，10 研究
吸引鉗子分娩：1.16（1.01-1.32），n＝18,151，9 研究

結論：連続モニタの方が新生児痙攣は有意に少なく，他の指標は差が無かった。一方，連続モニタでは帝王切開分娩と吸引鉗子分娩が増加する。

- EL
  1++

文献11 Nelson KB, Dambrosia JM, Ting TY, et al. Uncertain value of electronic fetal monitoring in predicting cerebral palsy. N Engl J Med 1996;334(10):613-8.

- 研究デザイン
  RCT（分娩中 CTG）
- 簡単なサマリー

ルーチンの連続モニタリング上に認められる特定の異常が脳性麻痺のリスクと関連があるかを検討する。1983～85 年にカリフォルニア州で単胎 2,500 g 以上で生まれた 155,636 人の子の中から，3 歳まで生存した中～重度の脳性麻痺児と，無作為抽出した健常児の分娩記録を比較した。脳性麻痺のリスクを高める特徴は基線細変動の減少と頻発する遅発一過性徐脈であった。このモニタ所見で脳性麻痺があったのは連続モニタリング群の 0.19%（ローリスク 0.05%，ハイリスク症例 0.25%）であった。

結論：分娩連続モニタリングによって脳性麻痺の偽陽性率も高い（99.8%）。この研究結果が広く適応されると，合併症等の潜在的なリスクのある帝王切開分娩が増加する。

- EL
  1++

文献12 MacDonald D, Grant A, Sheridan-Pereira M, et al. The Dublin randomized controlled trial of intrapartum fetal heart rate monitoring. Am J Obstet Gynecol 1985;152(5):524-39.

- 研究デザイン
  RCT（分娩中 CTG）
- 簡単なサマリー

ハイリスクを多く含む 12,964 人を対象とした。

ハイリスク産婦では連続モニタリング群の方が新生児痙攣の頻度が低く，児の予後が良かった。

しかし，ローリスク産婦においては，分娩期に 5～15 分毎の間欠的な胎児心拍数聴取と連続 CTG モニタの結果との有意差が認められない（Haverkamp らと同様の結果）。

結論：ハイリスク例では連続的モニタリングの必要性が高いが，ローリスク例を含む全例の連続的モニタリングの必要性は認められない。

- EL
  1++

文献13 Haverkamp AD, Orleans M, Langendoerfer S, et al. A controlled trial of the differential effects of intrapartum fetal monitoring. Am J Obstet Gynecol 1979;134(4):399-412.

- 研究デザイン
   RCT（分娩中CTG）
- 簡単なサマリー

  分娩進行中のローリスク産婦を対象として，間欠的心拍数聴診法（ドプラ心音計による，Intermittent Auscultation；IA群）と連続CTGモニタ（EFM群）の効果を比較した。IA群では分娩第1期は15分毎，第2期は5分毎に30秒間の胎児心拍数を測定。

  帝王切開分娩率はEFM群16.5%，IA群6.6%とEFM群が有意に高かった。周産期死亡率，児の1分後アプガースコア，臍帯血ガス，等に有意差は認められなかった。

  結論：分娩期に5〜15分毎に間欠的な胎児心拍数を監視できればCTGモニタの結果と変わらない。

  このRCTはHaverkamp（1976年）の追試であり，同様の結果となった。
- EL
   1++

文献14 厚生労働科学研究平成23年度分担研究報告書．母親が望む安全で満足な妊娠出産に関する全国調査．
- 研究デザイン
   層化無作為抽出法による横断調査（疫学調査）
- 簡単なサマリー

  44都道府県11地方における大学病院，一般病院，診療所，助産院459施設で平成23年8〜12月に1ヵ月検診に来院した褥婦に自記式調査を行った。このうち有効回答（帝王切開分娩を含む）した4,020人を対象として，妊娠中のケア，分娩介助者，および産後のケアと満足度との関係，次いで分娩介助者と分娩時の医療介入処置・臨床結果との関連を検討した。

  CTGの必要性の説明を受けなかった産婦はそうでない産婦に比べ，分娩および全体的な満足度が有意に低かった。日本で産科医療補償制度が平成21年に開始してから，本研究班の全国調査では，「連続CTGまたは頻回のCTGは」は39.0%（平成17年51.9%，平成11年46.6%）とやや減少したが，CTGの間欠的装着は36.4%（平成17年22.8%，平成11年23.4%）と，CTGの使用率が増加しつつある。
- EL
   2++

RQ 12　新生児の蘇生と搬送は？

文献1 田村正徳監修．日本版救急蘇生ガイドライン2010に基づく新生児蘇生法テキスト，改訂第2版，メジカルビュー社，2010．
- 研究デザイン
   エビデンスに基づいたコンセンサスによるガイドライン
- 簡単なサマリー
   標準的な新生児の蘇生法

- EL

    1++

文献2 日本助産師会編. 助産所業務ガイドライン2009年改定版, 2009.
- 研究デザイン

    エビデンスに基づいたガイドライン
- 簡単なサマリー

    新生児期の症状および考えられる主な疾患についてまとめられており，搬送までの処置についても記載されている．蘇生法は，日本版救急蘇生ガイドライン2010に基づく新生児蘇生法テキストに基づいている．
- EL

    1+

文献3 日本産科婦人科学会/日本産婦人科医会編集・監修. 産婦人科診療ガイドライン―産科編2011, 2011.
- 研究デザイン

    エビデンスに基づいたガイドライン
- 簡単なサマリー

    新生児期の症状および主な疾患についてまとめられており，新生児搬送の必要性についての判断が記載されている．蘇生法は，日本版救急蘇生ガイドライン2010に基づく新生児蘇生法テキストに基づいている．
- EL

    1+

文献4 American Academy of Pediatrics and American Heart Association; Kattwinkel J. Neonatal Resuscitation Textbook, American Academy of Pediatrics, 2011.
- 研究デザイン

    エビデンスに基づいたコンセンサスによるガイドライン
- 簡単なサマリー

    出生時に蘇生処置や観察を要する児でも，両親には，児の状態に応じて面会したり，触ったり，場合によっては抱いたりすることを積極的に推奨されるべきであるとしている．また，蘇生後NICUに搬送された場合でも両親は児に自由に面会できるようにするべきであるとしている．
- EL

    1++

文献5 特定非営利活動法人SIDS家族の会. 幼い子を亡くした家族への心のケアとSIDS危険因子に関する遺族・産婦人科・小児科・保育園へのアンケート調査結果.
- 研究デザイン

    アンケート調査

● 簡単なサマリー

　ケアサポートの質として明確で十分な，配慮ある説明をすること，亡くなった後の別れの時間，個室，形見などを提供すること，退院後のケア，および心のケアについて紹介すること，を挙げている。

● EL

3+

RQ 13　母乳育児の支援は？

文献 1　厚生労働科学研究平成 23 年度分担研究報告書．母親が望む安全で満足な妊娠出産に関する全国調査．

● 研究デザイン

　層化無作為抽出法による横断調査（疫学調査）

● 簡単なサマリー

　44 都道府県 11 地方における大学病院，一般病院，診療所，助産院 459 施設で平成 23 年 8〜12 月に 1 ヵ月検診に来院した褥婦に自記式調査を行った。このうち有効回答（帝王切開分娩を含む）した 4,020 人を対象として，分娩中や産後のケアと，分娩期や産褥期の満足度，および妊娠期から産褥期までの全体的な満足度との関連を検討した。その結果，生後 1 ヵ月時点で，混合栄養だった褥婦は，母乳のみの完全母乳の褥婦に比べて産後の各期の満足度が有意に低かった。即ち，完全母乳の褥婦は混合栄養の褥婦よりも産後の満足度が高かった。退院後，母乳のトラブルのあった褥婦は，そうでない褥婦に比べ産後の満足度が有意に低かった。母乳量が足りているか心配（母乳不足感）な褥婦は，そうでない褥婦に比べ全体的な満足度が有意に低かった。

● EL

2++

文献 2　Moore ER, Anderson GC. Randomized controlled trial of very early mother-infant skin-to-skin contact and breastfeeding status. J Midwifery Womens Health 2007;52(2):116-25.

● 研究デザイン

　RCT

● 簡単なサマリー

　生後 2 時間の早期母子接触が標準ケア（ブランケットに包まれた児を抱く）に比し，1 ヵ月の母乳育児に対する影響をみる。

　12 例が介入群となり，11 例が早期母子接触を受け，1 例が除外された。11 例が対照群となり，1 例が除外された。

　早期母子接触の児は，対照群より，授乳行動が早く出た（平均 45 分と 54 分）。有効な授乳までの時間は介入群で短かった（平均 935 分と 1,737 分：p 0.04）。1 ヵ月の完全母乳育児の率には差が無かった。

　結論：早期の早期母子接触は，産後早期の母乳育児の成功を高めるが，1 ヵ月時の母乳育児

には影響しなかった。
● EL
1+

文献3 Palda VA, Guise JM, Wathen CN. Canadian Task Force on Preventive Health Care: Interventions to promote breast-feeding: applying the evidence in clinical practice. CMAJ 2004;170(6):976-8.

● 研究デザイン
システマティック・レビュー

● 簡単なサマリー

　教育プログラムと産後の母乳育児支援：構造的な出産前教育は，通常のケアに比し，出産後の母乳育児の開始と短期の持続を改善した。

　出産前教育に加えて，対面あるいは電話での支援は，母乳育児の開始と短期の持続をさらに5～10%改善させた。対面あるいは電話での支援のみでも，母乳育児の開始と短期の持続を改善させる可能性がある。

　教育のみ：レベルⅠ-fair，6編，レベルⅠ-poor，5編。教育＋支援：レベルⅠ-fair，6編，レベルⅠ-poor，2編［推奨A］

　ピアカウンセラーは，母乳育児率を明らかに増加させ，期間を明らかに延長する：レベルⅠ-fair，1編，レベルⅠ-poor，1編，レベルⅡ-poor，4編［推奨B］

● エビデンスレベル（EL）

レベルⅠ	ランダム化比較試験でのエビデンス
レベルⅡ-1	ランダム化されていない比較試験のエビデンス
レベルⅡ-2	コホートまたはケースコントロール解析試験，1施設以上あるいは研究グループからのものが望ましい
レベルⅡ-3	介入の有無についての，時期や場所による比較，非コントロール試験での劇的な変化もこれに含む
レベルⅢ	臨床経験に基づく，評価の高い権威者の意見，専門家団体の記述的研究や報告

● ELの補足

good	すべての研究デザインの条件に合っている
fair	研究が選定条件に1つも当てはまらないか，あるいは不明だが，致命的欠陥はないもの
poor	研究が少なくとも1つの致命的欠陥があるか，小さな欠陥が集積されているもので推奨に当たらないもの

● 推奨グレード

A	臨床的に予防的な行為を推奨するよい根拠がある
B	臨床的に予防的な行為を推奨する十分な根拠がある
C	現状の根拠には議論があり，臨床的に予防的な行為を推奨あるいは禁止することはできない。しかし，意思決定に他の要素が影響する可能性がある
D	臨床的に予防的な行為を禁止する十分な根拠がある
E	臨床的に予防的な行為を禁止するよい根拠がある
I	推奨するには，量的あるいは質的にまたは両方の，根拠が不十分である。しかし，意思決定に他の要素が影響する可能性がある

新しく母親になる人への，資料の提供のみでは，効果は無い：レベルⅠ-good，1編，レベルⅠ-fair，3編，レベルⅠ-poor，4編［推奨D］

プライマリの医療者（医師または助産師）が，妊婦や新しく母親になった人に，母乳育児を勧めること：研究は無い［推奨Ⅰ］

新しく母親になった人が，退院時の宣伝パッケージを受け取ると，受け取っていない人に比べ，母乳育児率が低い：レベルⅠ-good［推奨E］

母子同室：レベルⅠ-fair，1編。早期母子接触：レベルⅠ-good，4編（母子同室，早期母子接触の）［推奨A］

教育プログラムと産後の母乳育児支援と，ピアカウンセリング，早期母子接触と母子同室が推奨され，退院時の宣伝パッケージは禁止が推奨される。

母親への資料のみの提供は勧められない。医療者の母乳育児へのアドバイスの効果は不明である。

- EL

  1++

文献4 Ekström A, Nissen E. A mother's feelings for her infant are strengthened by excellent breastfeeding counseling and continuity of care. Pediatrics 2006;118(2):e309-14.

- 研究デザイン

  RCT

- 簡単なサマリー

10の自治体を人口と母乳期間をマッチングさせ，継続ケア実施群とルーチンケア群の2群に分けた。

介入群（206名，継続ケア群）では，専門家のための母乳相談プログラムと継続的な両親学級が提供された。対照群（ルーチンケア群）では，継続性の無いルーチンケアが提供された。対照群は2つ作られ，対照群A（162例）は介入調査が始まる以前の時期に調査が行われ，対照群B（172例）は介入群と同時期に調査が行われた。2群において，背景因子（年齢，教育，婚姻の有無）には有意差は無かった。

また，分娩様式，分娩1期所要時間においても両群に差は無かった。Exclusive breast feedingの期間は，介入群が対照群Aに比べ，有意に長かった（p＝0.02）。母子関係については，3日，3ヵ月時では，両群に有意の差はみられなかったが，9ヵ月においては，介入群で高い項目がみられた。

児に対する感情については，介入群と対照群Bとでは差はみられなかった。しかし，対照群Aとは，児への信頼，児を近く感じることについて有意に介入群が高いという結果が得られた。

結論：プロセスに依った，産前の助産師と産後の看護師による，継続性のあるケアを含む母乳育児トレーニングプログラムは，母親の児との関係性と児に対する感情を強化する。

- EL

  1++

文献5 Chung M, Raman G, Trikalinos T, et al. Interventions in primary care to promote breastfeeding: an evidence review for the U. S. Preventive Services Task Force. Ann Intern Med 2008;149(8):565-82.

- ● 研究デザイン

  システマティック・レビュー

- ● 簡単なサマリー

  2001年9月～2008年2月で，MEDLINE, the Cochrane Central Register of Controlled Trials, と CINAHL を breastfeeding, breast milk feeding, breast milk, human milk, nursing, breastfed, infant nutrition, lactating, と lactation について RCT を検索した。

  4,877編から，38（うち36が先進国）のRCTが条件に当てはまった。先進国で，母乳育児を勧めることは，短期（1～3ヵ月），長期（6～8ヵ月）の完全母乳育児を有意に増加させた（RR，それぞれ，1.28 95% CI 1.11-1.48, 1.44 CI 1.13-1.84）。サブグループでは，非専門家のピアサポートを含む，産前，産後両方の介入が，短期の母乳育児率を上げるのに効果があった。

  結論：母乳育児への介入は，従来のケアに比し，母乳育児の短期および長期予後を増加させるのにより効果があった。非専門家のピアサポートを含む産前，産後両方の介入が有効である。

- ● EL

  1++

RQ 14　早期母子接触の支援は？

文献1 厚生労働科学研究平成23年度分担研究報告書．母親が望む安全で満足な妊娠出産に関する全国調査．

- ● 研究デザイン

  層化無作為抽出法による質問紙を使用した横断調査（疫学調査）

- ● 簡単なサマリー

  44都道府県11地方における大学病院，一般病院，診療所，助産院459施設で平成23年8～12月に1ヵ月検診に来院した褥婦4,020人を対象に自記式調査を行った。

  分娩後1時間以内に母子接触したのは全対象の82%で，1時間以内に初回授乳をしたのは全対象の52%であった。ロジスティック解析で，妊娠分娩経過に異常のなかった母親では，「お産後すぐに希望する形で児と対面できた」母親はそうでない母親に比べ，分娩中の医療サービスの満足度が2.46倍（95% CI 1.13-525, p=0.024）と有意に高かった。分娩経過に異常のあった母親では，「お産後児を1時間以内および2時間以内に抱くことができた」母親は，そうでない（2時間よりも遅く抱っこした）母親に比べ，有意に産後の医療サービスへの満足度が高かった（p<0.05）。

- ● EL

  2++

文献2 Moore ER, Anderson GC, Bergman N, et al. Early skin-to-skin contact for mothers and their healthy newborn infants. Cochrane Database Syst Rev 2012;5:CD003519.

● 研究デザイン
システマティック・レビュー（メタ解析）
● 簡単なサマリー
母子接触（SSC）群では日齢3および28，生後1～3ヵ月での母乳育児，母乳育児の期間，児の体温の維持，児の啼泣，血糖，出産後数日の母の愛情ある接触のサマリースコアや授乳中の接触でスコアが有意に高かった。3ヵ月での見つめる行動と診察時に児を支える行動もSSCで高かった。早期SSCによる悪影響は認められなかった。
● EL
1++

文献3 Mori R, Khanna R, Pledge D, et al. Meta-analysis of physiological effects of skin-to-skin contact for newborns and mothers. Pediatr Int 2010;52(2):161-70.

● 研究デザイン
メタ解析
● 簡単なサマリー
23の研究が対象となった。メタ解析により，SSC前に比し，SSC中で，児の体温の上昇（weighted mean difference；WMD 0.22℃，p＜0.001）と児の酸素飽和度の低下（WMD －0.60%；p＝0.01）が認められた。財政状況が中～低の国で，高い国より体温上昇が顕著だった（それぞれ，WMD，0.61℃，p＜0.001，WMD 0.20℃，p＜0.001）。体温上昇と，酸素飽和度低下は，環境温が低い方がより高い場合より顕著だった（それぞれ，WMD 0.18℃，p＜0.001，WMD －0.82%，p＝0.02）。
結論：SSCは，特にリソースが限られ，環境が寒いところほど，児の体温を上げるのに有効である。酸素飽和度の低下については，さらなる調査が必要である。
● EL
1+

文献4 Marín Gabriel MA, Llana Martín I, López Escobar A, et al. Randomized controlled trial of early skin-to-skin contact: effects on the mother and the newborn. Acta Paediatr 2010;99(11):1630-4.

● 研究デザイン
RCT
● 簡単なサマリー
介入群：児は生後すぐにSSC（118例）
対照群：児はヒーター下の観察台の上で観察され，乾燥後，衣類を着せられる（120例）
結果：SSCでは，平均0.7℃の体温上昇が得られ，より安定していた。SSCを行った母親は，退院までより頻回に授乳していた。胎盤の娩出までの時間が，SSC群で短かった。1ヵ月時の完全母乳栄養率，混合栄養率では，介入群と対照群で差が無かった。
● EL
1++

文献5 Bystrova K, Ivanova V, Edhborg M, et al. Early contact versus separation: effects on mother-infant interaction one year later. Birth 2009;36(2):97-109.

- 研究デザイン

  RCT

- 簡単なサマリー

  方法：生後直後に，4つのグループに分けられた。グループⅠ（33例）は，SSC後，母子同室，グループⅡ（33例）は，母親の腕に抱かれる，グループⅢ（30例）は，新生児室へ，グループⅣ（28例）は，新生児室で120分管理されたあと，母子同室。

  さらに，グループⅠの分娩室以外の期間で，おくるみと衣類を付けない抱っこにそれぞれ分けられた。

  結果：生後2時間の間のSSC，早期の吸綴，あるいはその両者は，母子を離しておくことに比し，1年時で，Parent-Child Early Relational Assessment（PCERA＝親子の早期関係性評価）の変数について，母親の感受性，児の自己統合，母子の相互関係に有益な影響があった。生後2時間の母子分離の悪影響は，その後の母子同室でも補完できなかった。

  さらに，おくるみは，母親の児への感受性，児への陽性の愛情の関与と母子相互の関係性を低下させた。

  結論：生後25〜120分のSSC，早期の吸綴，あるいはその両者は，ルーチンの母子分離に比し，1年後の母子関係に良い影響を与えた。

- EL

  1++

文献6 カンガルーケア・ガイドラインワーキンググループ；森臨太郎，永井周子，西澤和子，白井憲司，渡部晋一，大木茂．根拠と総意に基づくカンガルーケア・ガイドライン．国際母子保健研究所，2009．

- 研究デザイン

  根拠と総意に基づくガイドライン

- 簡単なサマリー

  健康な正期産児には，家族に対する十分な事前説明，器械を用いたモニタリングおよび新生児蘇生に熟練した医療者による観察など安全性の確保（※注1）をした上で，出生後できるだけ早期にできるだけ長く（※注2），家族（特に母親）とカンガルーケアをすることが勧められる。

  ※注1　今後さらなる研究，基準の策定が必要である。

  ※注2　出生後30分以内から，出生後少なくとも最初の2時間，または最初の授乳が終わるまで，カンガルーケアを続ける支援をすることが望まれる。

- EL

  3+

文献7 Carfoot S, Williamson P, Dickson R. A randomised controlled trial in the north of England examining the effects of skin-to-skin care on breast feeding. Midwifery 2005;21(1):71-9.

- ● 研究デザイン
  RCT
- ● 簡単なサマリー
  最初の吸啜の成功率，4ヵ月の母乳率はSSC群，コントロール群で統計学的有意差が無かった（それぞれ，$p=0.10$，$p=0.64$）。しかし，SSC群の母親は経験に満足し，次の機会にもSSCを選びたいと希望しており，有意差を認めた（それぞれ，$p<0.000$，$p<0.001$）。皮膚温はSSC群で高かった（$p=<0.001$）。
- ● EL
  1++

文献8 Mizuno K, Mizuno N, Shinohara T, et al. Mother-infant skin-to-skin contact after delivery results in early recognition of own mother's milk odour. Acta Paediatr 2004;93(12):1640-5.
- ● 研究デザイン
  RCT
- ● 簡単なサマリー
  出生後50分のSSCは児の母の母乳への反応を強くし（$p=0.01$），母乳育児の期間を長くする（$p=0.016$）。
- ● EL
  1++

文献9 Carfoot S, Williamson PR, Dickson R. A systematic review of randomised controlled trials evaluating the effect of mother/baby skin-to-skin care on successful breast feeding. Midwifery 2003;19(2):148-55.
- ● 研究デザイン
  システマティック・レビュー（メタ解析）
- ● 簡単なサマリー
  7つのRCTが採用された。5つで母乳育児の期間を評価しており結果は様々だった。最初の吸啜の成功について評価したものは無かった。研究の質は様々で，ランダム化や無作為化の方法がはっきりしないものが4つあった。
  早期のSSCに意義があるという結論にはならなかった。方法論的問題で母乳育児によい影響があるという確定的な結論が得られなかった。さらなる基礎研究が必要である。
- ● EL
  1+

文献10 Righard L, Alade MO. Effect of delivery room routines on success of first breast-feed. Lancet 1990;336(8723):1105-7.
- ● 研究デザイン
  対照研究
- ● 簡単なサマリー
  72人の正常新生児を出生後2時間分娩室で観察した。

結果：34人は分娩直後，母親の腹上におかれたが，生後20分に計測と着衣のため，母親の腹上から引き離された。一方，出生直後1時間妨げられずに母子接触した38人は生後20分以降母親の乳首に向かって這い上がり始め，吸啜反射が見られ，平均50分でほとんどの新生児（24/38人）が母乳に吸い付いた。これに対し，計測等で分離された新生児は7/34人に同様の行動が見られた。

結論：生後1時間，または初回母乳吸啜するまで，母子接触を妨げるべきでない。

- EL
  1++

RQ 15　産後の育児に向けた退院時の支援は？

文献 1　厚生労働科学研究平成23年度分担研究報告書．母親が望む安全で満足な妊娠出産に関する全国調査．

- 研究デザイン

  層化無作為抽出法による質問紙を使用した横断調査（疫学調査）

- 簡単なサマリー

  44都道府県11地方における大学病院，一般病院，診療所，助産院459施設で平成23年8〜12月に1ヵ月検診に来院した褥婦4,020人を対象に自記式調査を行った。

  産後の医療サービス等とそれに対する満足度とのロジスティック解析で，独立して有意な関連をもつ変数として以下の8項目が抽出された。

  ①分娩後2時間以内に児を抱けなかった場合，満足度が有意に低かった（調整 OR 0.67, CI 0.45-1.00, $p<0.0001$）。②退院後1ヵ月間に育児で困ったこと（睡眠不足で疲労：調整 OR 0.77, CI 0.66-0.90, $p=0.0002$），③児の育て方に自信が無い（調整 OR 0.68, CI 0.55-0.83, $p<0.0001$），④児の皮膚のトラブル（調整 OR 0.82, CI 0.71-0.95, $p=0.009$），⑤乳房のトラブル（調整 OR 0.77, CI 0.66-0.91, $p=0.001$），⑥夫や家族の理解・協力が無い（調整 OR 0.63, CI 0.46-0.87, $p=0.005$），⑦退院後相談できる場所・専門家が居ない（調整 OR 0.37, CI 0.23-0.58, $p<0.0001$））がある場合，満足度が有意に低かった。⑧生後1ヵ月時に混合栄養の場合，満足度が有意に低かった（調整 OR 0.78-0.80, CI 0.66-0.91, $p=0.005$）。

  一方，退院後助産師に相談にのってもらった（調整 OR 1.30, CI 1.10-1.54, $p=0.0009$），医療者に相談後育児の問題が解決した（調整 OR 1.98, CI 1.68-2.33, $p<0.0001$）場合，産後の満足度が有意に高かった。

  妊娠から産後までの医療サービス等とそれに対する全体的な満足度とのロジスティック解析で抽出された変数の中で，産後の項目は，「退院後助産師に相談にのってもらった（調整 OR 2.01, CI 1.30-3.12, $p=0.002$）」，「医療者に相談後育児の問題が解決した（調整 OR 1.86, CI 1.31-2.64, $p=0.0005$）」で全体的な満足度が有意に高かった。

  以上の結果から，産後の満足や全体的な満足度を上げるためには，周産期医療機関から退院する際に，退院後の子育て支援につながる退院指導が医療者に求められる。すなわち，退院後の母親によく起こる問題（睡眠不足による母親の疲労66.4%，児の皮膚のトラブル34.8%，母乳量の心配34.1%，乳房のトラブル24.2%）の対処方法を助言し，夫や家族がこれらを理解し協力するように家族への助言も行い，産後の母親が少しでも児の育て方に自信がもてるよう

に，退院時に支援することが必要である．また，退院後，育児の相談ができる医療機関（例：母乳・育児外来）や子育ての地域資源の最寄り窓口を紹介し，退院後引き続き専門家の支援が得られるように，退院時に紹介することが必要である．

- EL
  2++

文献2 日本産婦人科医会．妊娠等について悩まれている方のための相談援助事業連携マニュアル．平成23年10月．

- 研究デザイン
  解説書
- 簡単なサマリー

　妊娠等に悩む人たちからの相談に対し，各相談機関が相互に連携して適切な対応を行えるようにするとともに，社会的養護による支援制度について各相談機関等に周知し，必要とする人への的確な情報提供と活用の促進を図り，児童虐待の防止を図ることが必要である（根拠法規：平成21年7月27日付「妊娠期からの妊娠・出産・子育て等に係る相談体制の整備について」厚生労働省児童家庭局総務課長・母子保健課長通知）．分娩施設が行える連携体制としては以下の活動がある．

　①医療機関で「虐待」の可能性（ハイリスク症例）のある対象からのサインを見逃さないための，電話・受付・診察時・診察後のチェックリストに行動例を提示．また，ハイリスク症例発見のための，妊娠初期，および出産前後のチェックリスト（児童虐待等の社会的リスク妊娠の見分け方）が提示されている．

　これらのチェック項目は，「退院後，家庭で適切な養育が行えるかを退院時点でチェック」すべき項目として活用可能である．主な項目として，若年（10歳代），望まない妊娠，望まない妊娠を繰り返している，飛び込み出産，経済的不安定，未婚，低出生体重児，あるいはNICU入院等による母子分離状態がある．

　②ハイリスクを疑われる症例については，市区町村の子どもを守る地域ネットワーク（要保護児童対策地域協議会）に情報提供し，連携していく．

　③また，地域のNPOや各団体等とも連携し，相談しやすい相談窓口を紹介し，関わりのある機会を見逃さない体制の整備が必要である．

- EL
  3+

IV. 資料編

資料1. エビデンスの収集と文献検索

1）概　要

本研究では，平成18年度研究で採用された文献を再度精査し取捨選択するとともに，追加的な検索を行って比較的最近の英文文献・日本語文献でエビデンスレベルの高いものを補充した。

前回と今回とでは検索目標に変化があった。そのため，検索方法も幾つかの点で変更した。検索目標の違いとは，前回が医学中央雑誌中心，文献状況の確認も含めた初回検索であり，比較的古い文献も含めて網羅性を重視したのに対し，今回はMEDLINE中心，前回検索を前提とした追加検索で，効率的なエビデンス選定を重視した点である。これによる検索方法の違いは，主に次の3点である。第1に検索メソッドとして，前回は主題検索とともにキーワード検索を多用したが，今回は本来の主題検索を基軸にした。第2に出産文献への限定方法だが，前回は主題検索・キーワード検索を組み合わせた出産フィルタを多用したが，今回は出産フィルタの使用を限定的にした。第3にエビデンスレベルの限定で，前回は主題検索・キーワード検索を組み合わせたエビデンスレベル・フィルタを使用したが，今回は研究デザインインデックス，Publication Typeなどの索引を使用した。

全体に共通する検索方法と手順は以下の通り。RQごとの詳細は各RQの研究結果の項で示す。

検索対象データベースは，MEDLINE（OvidSPで検索），CINAHL，Cochrane Library（Wileyサイトから検索），医学中央雑誌の4つである。Cochrane LibraryはCochrane Database of Systematic Reviews（以下CDSR），Database of Abstracts of Reviews of Effects（DARE），Cochrane Controlled Trials Register（CCTR），および参考のためTechnology Assessment（TA），Economic Evaluation（EE）を出力した。RQ6は非介入なのでCochrane Libraryの検索を行わなかった。またRQ4のみ，Web of Scienceによるforward search（cited reference search）を行った。

検索対象年代は，医学系の検索課題で2006年以降，助産・看護系の検索課題で2001年以降（医学中央雑誌では技術的理由により2003年以降）を基本に，前回検索内容との関係，文献出現状況等により調整した。

エビデンスレベルは，医学系の検索課題ではメタアナリシス［またはシステマティック・レビュー（SR）］，ランダム化比較試験（RCT），比較臨床試験（CCT），および参考のため臨床ガイドライン（GL）等に，また助産・看護系の検索課題ではこれらに加えて比較研究（CS）に，それぞれ絞り込んだ。文献タイプは，主に技術的理由により，原著論文中心となった。医学中央雑誌では研究インデックスを絞り込みに使用したことにより，原著論文のみに限定された。

言語は，MEDLINE，CINAHLで英語論文のみに限定した。

検索はRQごとに行った。ただしRQ1とRQ3は検索方法に共通部分が多いため一括した。

各RQ担当者は検索担当者から受け取った検索結果をスクリーニングし，採否を決定した。

(1) MEDLINEの検索

表7〜20に各RQについてMEDLINEの検索履歴を示す。

(2) その他のデータベースの検索

MEDLINEの検索方法を基本に，各データベースの特性に応じて検索式の細部を調整して検

索した。CINAHL，Cochrane Library は，検索結果から MEDLINE との重複を除去した。

参考のため表21～23にRQ12のCINAHL，Cochrane Library，医学中央雑誌の検索履歴を示す。

(3) 検索結果の概要

検索年月日：

RQ1	2012年 1月 5日	RQ6	2011年12月22日	RQ11	2011年12月26日
RQ2	2011年12月28日	RQ7	2011年12月22日	RQ12	2012年 1月 4日
RQ3	2011年12月28日	RQ8	2011年12月28日	RQ13	2012年 1月13日
RQ4	2011年12月21日	RQ9	2011年12月26日	RQ14	2012年 1月 4日
RQ5	2011年12月21日	RQ10	2011年12月27日	RQ15	2012年 1月12日

表1にRQ別，データベース別の検索結果件数，また表2に文献採用数を示す。

表1．検索結果一覧

| RQ | 検索日 | MEDLINE | CINAHL | Cochrane Library | | | | | 医中誌 | WoS |
				CDSR	DARE	CCTR	TA	EE		
RQ1	2012年 1月 5日	122	19	5	10	15	5	10	18	-
RQ2	2011年12月28日	50	51	8	7	14	1	8	30	-
RQ3		RQ1とまとめて検索								
RQ4	2011年12月21日	19	6	5	5	4	5	0	11	44
RQ5	2011年12月21日	236	22	12	11	21	3	0	19	-
RQ6	2011年12月22日	106	0	検索せず（Cochrane対象外）					8	-
RQ7	2011年12月22日	42	5	2	1	0	0	0	1	-
RQ8	2011年12月28日	6	1	0	2	10	0	0	11	-
RQ9	2011年12月26日	27	7	9	2	6	1	1	1	-
RQ10	2011年12月27日	19	0	10	6	8	6	5	3	-
RQ11	2011年12月26日	44	6	11	1	7	3	2	2	-
RQ12	2012年 1月 4日	146	4	12	2	5	2	1	1	-
RQ13	2012年 1月13日	42	14	4	16	30	5	8	26	-
RQ14	2012年 1月 4日	118	6	23	25	12	15	34	1	-
RQ15	2012年 1月12日	90	13	3	11	27	1	7	144	-

表2．エビデンス文献採用数

RQ	前回採用した文献	a. うち，今回も採用	今回検索した文献	b. うち，採用	c. 検索外で追加	a+b+c 採用文献数
RQ1	3	2	204	3	1	6
RQ2	2	1	169	2	1	4
RQ3	5	3	204	3	1	7
RQ4	7	2	99	2	1	5
RQ5	19	6	324	6	2	14
RQ6	13	7	114	4	2	13
RQ7	6	4	51	2	1	7
RQ8	5	5	30	2	1	8
RQ9	6	6	54	2	0	8
RQ10	4	3	57	0	1	4
RQ11	9	8	76	3	3	14
RQ12	4+6（旧RQ13）	2	173	0	3	5
RQ13	-	-	145	4	1	5
RQ14	6	4	234	4	2	10
RQ15	-	-	296	0	2	2

2）検索式（フィルタ）

表3. 出産フィルタ（MEDLINE）

Postpartum Period/ or Peripartum Period/ or exp Delivery, Obstetric/ or exp Labor, Obstetric/ or exp Parturition/ or Perinatal Care/ or Obstetrical Nursing/ or Midwifery/ or Obstetrics/ or Nurse Midwives/ or Birthing Centers/ or Delivery Rooms/ or exp Fetal Monitoring/ or exp Maternal Health Services/ or Pregnant Women/

※ RQ2, RQ4の各検索式で使用。RQ6, RQ7, RQ8, RQ10では exp Parturition/ を除いて使用。RQ1, RQ13では一部分のみを使用。

表4. 出産フィルタ（CINAHL）

(MH "Obstetric Care+") or (MH "Postnatal Period") or (MH "Puerperium") or (MH "Pregnancy+") or (MH "Obstetric Nursing") or (MH "Perinatal Nursing") or (MH "Midwifery+") or (MH "Midwives+") or (MH "Obstetrics") or (MH "Delivery Rooms+") or (MH "Fetal Monitoring+") or (MH "Maternal Health Services+") or (MH "Expectant Parents+")

※ RQ2, RQ4の各検索式で使用したMEDLINEのフィルタに対応するもの

表5. 出産フィルタ（Cochrane Library）

"Postpartum Period":kw or "Peripartum Period":kw or "Perinatal Care":kw or "Obstetrical":kw or "Midwifery":kw or "Cesarean":kw or "Episiotomy":kw or "Labor":kw or "Cervical Ripening":kw or "Breech Presentation":kw or "Uterine Contraction":kw or "Parturition":kw or "Childbirth":kw or "Birth":kw or "Obstetrics":kw or "Nurse Midwives":kw or "Maternal Health Services":kw or "Postnatal Care":kw or "Prenatal Care":kw or "Birthing Centers":kw or "Delivery Rooms":kw or "Pregnant Women":kw or "Fetal Monitoring":kw or "Cardiotocography":kw or "Obstetric":kw

※ RQ2, RQ4の各検索式で使用したMEDLINEのフィルタに対応するもの

表6. 出産フィルタ（医学中央雑誌）

@産褥/TH or 分娩/TH or @分娩法/TH or 会陰切開術/TH or 出産/TH or @分娩術/TH or 分娩管理/TH or 産院/TH or 分娩室/TH or 病院産婦人科/TH or 分娩施設/TH or 分娩室/TH or 助産師/TH or 助産所/TH or 産褥障害/TH or 水中分娩/TH or 胎児モニタリング/TH or 陣痛/TH or 妊産婦/TH or 産科看護/TH or 助産学/TH or 産科学/TH

※ RQ2, RQ4の各検索式で使用したMEDLINEのフィルタに対応するもの

3）RQ別の検索式

MEDLINEのみ示す（表7～20）。他のデータベースの検索式は末尾にRQ12の例を掲載する（表21～23）。

表7. RQ1・RQ3検索式（RQ1とRQ3の検索を兼ねた）

No.	検索式	件数
1	*Delivery Rooms/	592
2	*Birthing Centers/	340
3	*Hospitals, Maternity/	848
4	*Home Childbirth/	1,261
5	*Natural Childbirth/	1,439
6	*Hospitals/	30,699
7	*Midwifery/	9,383
8	*Nurse Midwives/	4,269
9	exp *Professional Role/	28,912

（次頁につづく）

No.	検索式	件数
10	exp *Interprofessional Relations/	18,780
11	or/1-10	91,875
12	Peripartum Period/ or exp Delivery, Obstetric/ or exp Labor, Obstetric/ or Perinatal Care/	85,120
13	11 and 12	3,361
14	remove duplicates from 13	3,350
15	limit 14 to (comparative study or consensus development conference or consensus development conference, nih or controlled clinical trial or meta analysis or practice guideline or randomized controlled trial)	350
16	limit 15 to english language	290
17	limit 16 to yr="2001-Current"	122

表8. RQ2 検索式

No.	検索式	件数
1	*Family/	24,286
2	*Nuclear Family/	1,419
3	*Spouses/	3,234
4	*Siblings/	1,432
5	*Parents/	18,652
6	*Fathers/	2,540
7	*Family Relations/	2,367
8	*Intergenerational Relations/	1,680
9	*Sibling Relations/	1,113
10	*Father-Child Relations/	1,240
11	*Paternal Behavior/	588
12	or/1-11	56,262
13	Postpartum Period/ or Peripartum Period/ or exp Delivery, Obstetric/ or exp Labor, Obstetric/ or exp Parturition/ or Perinatal Care/ or Obstetrical Nursing/ or Midwifery/ or Obstetrics/ or Nurse Midwives/ or Birthing Centers/ or Delivery Rooms/ or exp Fetal Monitoring/ or exp Maternal Health Services/ or Pregnant Women/	161,003
14	12 and 13	1,657
15	remove duplicates from 14	1,639
16	limit 15 to animals	11
17	limit 16 to humans	5
18	16 not 17	6
19	15 not 18	1,633
20	limit 19 to (comparative study or consensus development conference or consensus development conference, nih or controlled clinical trial or meta analysis or randomized controlled trial)	116
21	limit 20 to english language	109
22	limit 21 to yr="2001-Current"	50

表9. RQ4 検索式

No.	検索式	件数
1	exp *Posture/	23,020
2	Postpartum Period/ or Peripartum Period/ or exp Delivery, Obstetric/ or exp Labor, Obstetric/ or exp Parturition/ or Perinatal Care/ or Obstetrical Nursing/ or Midwifery/ or Obstetrics/ or Nurse Midwives/ or Birthing Centers/ or Delivery Rooms/ or exp Fetal Monitoring/ or exp Maternal Health Services/ or Pregnant Women/	160,882
3	1 and 2	441
4	remove duplicates from 3	432
5	limit 4 to animals	11
6	limit 5 to humans	4
7	4 not 6	428

(次頁につづく)

No.		検索式	件数
8		limit 7 to(comparative study or consensus development conference or consensus development conference, nih or controlled clinical trial or meta analysis or practice guideline or randomized controlled trial)	122
9		limit 8 to english language	100
10		limit 9 to yr＝"2005-Current"	19

※実際の検索式，ステップ 7 に誤りがあるが，最終結果に誤りが無いことを事後に確認した。

表 10．RQ5 検索式

No.	検索式	件数
1	＊Analgesia, Obstetrical/	2,397
2	＊Labor Pain/	357
3	exp ＊Labor, Obstetric/	26,081
4	or/2-3	26,368
5	＊Massage/	2,477
6	＊Acupuncture/	798
7	＊Acupressure/	308
8	exp ＊Complementary Therapies/	93,005
9	exp ＊Posture/	23,013
10	exp ＊Anesthesia, Epidural/	8,561
11	exp ＊Analgesia/	20,538
12	＊Anesthesia, Obstetrical/	8,914
13	exp ＊Meperidine/	3,124
14	＊Tramadol/	1,435
15	or/5-14	152,059
16	4 and 15	2,216
17	＊Baths/	2,443
18	exp ＊Delivery, Obstetric/	33,829
19	4 or 18	56,207
20	17 and 19	88
21	waterbirth＊.mp.	56
22	or/20-21	133
23	or/1,16,22	4,185
24	remove duplicates from 23	4,137
25	limit 24 to animals	55
26	limit 25 to humans	26
27	25 not 26	29
28	24 not 27	4,108
29	limit 28 to (consensus development conference or consensus development conference, nih or meta analysis or practice guideline or randomized controlled trial)	852
30	or/5-9,22	116,500
31	28 and 30	721
32	limit 31 to (comparative study or consensus development conference or consensus development conference, nih or evaluation studies or meta analysis or practice guideline or randomized controlled trial)	175
33	limit 29 to yr＝"2006-Current"	210
34	limit 32 to yr＝"2001-Current"	86
35	or/33-34	250
36	limit 35 to english language	229

※この検索式は 2011 年 12 月 21 日に実際に実行したものだが，ステップ 29, 32 で研究デザインの絞り込みに誤りがあり，後日正誤の差分を検索して結果に追加した。このため最終的な検索結果件数は 236 件になっている。

表 11. RQ6 検索式

No.	検索式	件数
1	exp *Communication/	169,717
2	*Holistic Nursing/	1,797
3	exp *Professional-Patient Relations/	49,568
4	*"Attitude of Health Personnel"/	39,800
5	exp *Ethics, Professional/	40,029
6	*Aggression/	13,698
7	*Hospital-Patient Relations/	1,066
8	or/2-7	139,801
9	1 and 8	11,754
10	exp *"Patient Acceptance of Health Care"/	62,013
11	*Patient Satisfaction/	17,015
12	psychology.fs.	651,564
13	exp *Patient Rights/	31,689
14	exp *Adaptation, Psychological/	41,857
15	*Family Nursing/	595
16	*Patients/	8,900
17	*Emotions/	18,192
18	*Pregnant Women/	2,089
19	*Perinatal Care/	1,442
20	exp *Maternal Health Services/	17,090
21	or/10-20	765,037
22	1 and 21	32,735
23	or/3-4,6-7	101,221
24	23 and 21	46,472
25	or/9,22,24	82,029
26	Postpartum Period/ or Peripartum Period/ or exp Delivery, Obstetric/ or exp Labor, Obstetric/ or Perinatal Care/ or Obstetrical Nursing/ or Midwifery/ or Obstetrics/ or Nurse Midwives/ or Birthing Centers/ or Delivery Rooms/ or exp Fetal Monitoring/ or exp Maternal Health Services/ or Pregnant Women/	158,170
27	25 and 26	1,814
28	remove duplicates from 27	1,782
29	limit 28 to (comparative study or consensus development conference or consensus development conference, nih or controlled clinical trial or evaluation studies or meta analysis or practice guideline or randomized controlled trial)	163
30	limit 29 to english language	158
31	limit 30 to yr="2001-Current"	106

表 12. RQ7 検索式

No.	検索式	件数
1	"Continuity of Patient Care"/	12,522
2	Postpartum Period/ or Peripartum Period/ or exp Delivery, Obstetric/ or exp Labor, Obstetric/ or Perinatal Care/ or Obstetrical Nursing/ or Midwifery/ or Obstetrics/ or Nurse Midwives/ or Birthing Centers/ or Delivery Rooms/ or exp Fetal Monitoring/ or exp Maternal Health Services/ or Pregnant Women/	158,170
3	1 and 2	451
4	remove duplicates from 3	446
5	limit 4 to (comparative study or consensus development conference or consensus development conference, nih or controlled clinical trial or evaluation studies or meta analysis or practice guideline or randomized controlled trial)	70
6	limit 5 to english language	69
7	limit 6 to yr="2001-Current"	42

表 13. RQ8 検索式

No.	検索式	件数
1	＊Valsalva Maneuver/	928
2	valsalva.tw.	6,137
3	sophrology.tw.	88
4	＊Breathing Exercises/	1,392
5	or/1-3	6,472
6	Postpartum Period/ or Peripartum Period/ or exp Delivery, Obstetric/ or exp Labor, Obstetric/ or Perinatal Care/ or Obstetrical Nursing/ or Midwifery/ or Obstetrics/ or Nurse Midwives/ or Birthing Centers/ or Delivery Rooms/ or exp Fetal Monitoring/ or exp Maternal Health Services/ or Pregnant Women/	158,255
7	5 and 6	62
8	remove duplicates from 7	57
9	limit 8 to (comparative study or consensus development conference or consensus development conference, nih or controlled clinical trial or meta analysis or randomized controlled trial)	11
10	limit 9 to english language	8
11	limit 10 to yr= "2001-Current"	6

※上記検索式の他，pushing についても追加的に検索した（2012年3月13日）。

表 14. RQ9 検索式

No.	検索式	件数
1	＊Episiotomy/	937
2	remove duplicates from 1	925
3	limit 2 to (consensus development conference or consensus development conference, nih or controlled clinical trial or meta analysis or practice guideline or randomized controlled trial)	127
4	limit 3 to english language	103
5	limit 4 to yr= "2006-Current"	27

表 15. RQ10 検索式

No.	検索式	件数
1	＊Phlebotomy/	972
2	＊Infusions, Intravenous/	2,199
3	＊Catheterization/	14,221
4	＊Catheterization, Peripheral/	3,607
5	or/1-4	20,804
6	＊Risk Management/	6,770
7	＊Medical Errors/	7,237
8	＊Safety Management/	9,303
9	or/6-8	20,827
10	exp Hemorrhage/	239,121
11	exp Obstetric Labor Complications/	46,665
12	or/10-11	279,504
13	9 and 12	149
14	exp ＊Hemorrhage/pc [Prevention & Control]	7,966
15	or/5,13-14	28,826
16	drug therapy.fs.	1,523,801
17	"therapeutic use".fs.	1,625,215
18	"administration & dosage".fs.	1,000,693
19	or/16-18	2,618,281
20	15 not 19	21,093
21	limit 20 to animals	1,935

（次頁につづく）

22	limit 21 to humans	313
23	21 not 22	1,622
24	20 not 23	19,471
25	Postpartum Period/ or Peripartum Period/ or exp Delivery, Obstetric/ or exp Labor, Obstetric/ or Perinatal Care/ or Obstetrical Nursing/ or Midwifery/ or Obstetrics/ or Nurse Midwives/ or Birthing Centers/ or Delivery Rooms/ or exp Fetal Monitoring/ or exp Maternal Health Services/ or Pregnant Women/	158,235
26	24 and 25	335
27	limit 26 to (consensus development conference or consensus development conference, nih or controlled clinical trial or meta analysis or practice guideline or randomized controlled trial)	45
28	limit 27 to yr="2006-Current"	22
29	limit 28 to english language	22
30	remove duplicates from 26	326
31	from 29 keep 1-22	22
32	limit 30 to (consensus development conference or consensus development conference, nih or controlled clinical trial or meta analysis or practice guideline or randomized controlled trial)	42
33	limit 32 to yr="2006-Current"	19
34	limit 33 to english language	19

表16. RQ11 検索式

No.	検索式	件数
1	exp *Fetal Monitoring/	4,171
2	*Heart Rate/	32,024
3	Fetus/	66,051
4	2 and 3	186
5	or/1,4	4,333
6	remove duplicates from 5	4,240
7	limit 6 to animals	188
8	limit 7 to humans	52
9	7 not 8	136
10	6 not 9	4,104
11	limit 10 to (consensus development conference or consensus development conference, nih or controlled clinical trial or meta analysis or practice guideline or randomized controlled trial)	195
12	limit 11 to yr="2006-Current"	49
13	limit 12 to english language	44

表17. RQ12 検索式

No.	検索式	件数
1	exp *Resuscitation/	39,805
2	exp Infant, Newborn/	456,281
3	1 and 2	4,044
4	*Asphyxia Neonatorum/	4,372
5	*Meconium Aspiration Syndrome/	567
6	or/3-5	8,497
7	limit 6 to animals	682
8	limit 7 to humans	665
9	7 not 8	17
10	6 not 9	8,480
11	limit 10 to (consensus development conference or consensus development conference, nih or controlled clinical trial or meta analysis or practice guideline or randomized controlled trial)	483
12	remove duplicates from 11	476

（次頁につづく）

No.		件数
13	limit 12 to english language	432
14	limit 13 to yr= "2006-Current"	146

表18. RQ13 検索式

No.	検索式	件数
1	exp *Breast Feeding/	14,327
2	*Bottle Feeding/	1,481
3	exp *Lactation/	17,100
4	exp *Milk/	37,786
5	or/1-4	64,630
6	exp *HIV Infections/	173,446
7	exp *HIV/	56,722
8	exp *Hepatitis/	95,388
9	exp *Hepatitis Viruses/	32,218
10	exp *Diabetes Mellitus/	216,245
11	or/6-10	518,553
12	5 not 11	63,412
13	exp africa/ or exp americas/ or exp asia/	1,755,043
14	exp north america/ or exp far east/	1,304,355
15	13 not 14	450,688
16	12 not 15	59,773
17	exp *Education/	352,920
18	16 not 17	59,065
19	Perinatal Care/ or Obstetrical Nursing/ or exp Maternal-Child Nursing/ or Midwifery/ or Nurse Midwives/ or exp Maternal Health Services/	50,066
20	18 and 19	1,058
21	limit 20 to animals	18
22	limit 21 to humans	15
23	21 not 22	3
24	20 not 23	1,055
25	remove duplicates from 24	1,049
26	limit 25 to (consensus development conference or consensus development conference, nih or meta analysis or practice guideline or randomized controlled trial)	61
27	limit 26 to english language	59
28	limit 27 to yr= "2001-Current"	42

表19. RQ14 検索式

No.	検索式	件数
1	*Infant Care/	4,793
2	*kangaroo-mother care method/	0
3	*Rooming-in Care/	248
4	exp *Parent-Child Relations/	18,410
5	*Touch/	6,695
6	or/1-5	29,466
7	exp Infant, Newborn/	456,281
8	6 and 7	6,339
9	limit 8 to (consensus development conference or consensus development conference, nih or controlled clinical trial or meta analysis or practice guideline or randomized controlled trial)	349
10	remove duplicates from 9	349
11	limit 10 to animals	6
12	limit 11 to humans	6

(次頁につづく)

13	11 not 12	0
14	10 not 13	349
15	limit 14 to english language	333
16	limit 15 to yr="2006-Current"	118

表 20. RQ15 検索式

No.	検索式	件数
1	Postpartum Period/	15,653
2	*Parenting/	4,774
3	exp *Parent-Child Relations/	18,423
4	*Maternal Behavior/	4,475
5	*Paternal Behavior/	570
6	exp *Child Rearing/	2,304
7	*Child Development/	17,783
8	or/1-7	59,520
9	*Anxiety/	21,135
10	*Adaptation, Psychological/	28,463
11	exp *Social Environment/	29,215
12	exp *Family Relations/	31,751
13	or/9-12	105,689
14	Parenting/	8,153
15	exp Parent-Child Relations/	40,901
16	Maternal Behavior/	8,134
17	exp Child Rearing/	5,362
18	Child Development/	30,499
19	or/14-18	80,919
20	13 and 19	28,900
21	or/8,20	62,193
22	Midwifery/	12,827
23	Nurse-midwives/	5,568
24	exp Maternal-Child Nursing/	4,486
25	Nurse's Role/	29,608
26	Physician's Role/	23,349
27	exp Interprofessional Relations/	47,773
28	exp *"Referral and Consultation"/	19,913
29	exp *Social Environment/	29,215
30	or/22-29	161,465
31	21 and 30	3,239
32	Adolescent/	1,436,498
33	Child/	1,240,959
34	Pediatric Nursing/	11,551
35	or/32-34	2,022,908
36	exp Infant/	861,082
37	Child, Preschool/	680,939
38	or/36-37	1,181,975
39	35 not 38	1,408,637
40	31 not 39	2,103
41	remove duplicates from 40	2,097
42	limit 41 to animals	165
43	limit 42 to humans	39
44	42 not 43	126
45	41 not 44	1,971

(次頁につづく)

46	limit 45 to（comparative study or consensus development conference or consensus development conference, nih or controlled clinical trial or meta analysis or practice guideline or randomized controlled trial）	175
47	limit 46 to english language	164
48	limit 47 to yr＝"2001-Current"	90

表21．CINAHL の検索例（RQ12）

	Query	Limiters	件数
S1	(MM "Resuscitation+")		14,096
S2	S1	Age Groups; Infant, Newborn:birth-1 month	1,324
S3	(MM "Asphyxia Neonatorum")		312
S4	(MM "Meconium Aspiration")		139
S5	S2 or S3 or S4		1,720
S6	S5	Research Article; Exclude MEDLINE records	110
S7	S6	Publication Type; Clinical Trial, Meta Analysis, Practice Guidelines, Randomized Controlled Trial, Systematic Review	16
S8	S7	English Language	13
S9	S8	Published Date from; 20060101-20121231	4

※　実際の検索では「S2 or S3 or S4」ではなく「s2 or s3 or s4」のように「S」を小文字「s」にして履歴を参照している。従来これは検索システム EBSCOhost において文法的に正しい検索式であったが，2012年2月23日から3月1日の間に EBSCOhost の動作が変わり，小文字 s を使用した履歴参照の一部が異常動作をするようになった。製造元 EBSCO 社によればこれは仕様変更とのことである。ただし現時点ではこのような変更があったこと自体未だ一般に公表されていない。今回の CINAHL 検索はすべてこれより前に行っており，この異常動作の影響を受けていないことを確認した。上表ではこの部分のみ現時点で文法的に「正しい」検索式に修正した。

表22．Cochrane Library の検索例（RQ12）

ID	Search	件数
#1	(Resuscitation):kw	963
#2	(Newborn):kw	12470
#3	(neonat*):kw	1586
#4	(#2 OR #3)	12716
#5	(#1 AND #4)	90
#6	(Asphyxia Neonatorum):kw	123
#7	(Meconium Aspiration):kw	79
#8	(#5 OR #6 OR #7)	270
#9	(pubmed)	381882
#10	(pubmed):ti,ab,kw	771
#11	(#9 AND NOT #10)	381111
#12	(#11)　　※ #11 の結果を CCTR に限定している	377996
#13	(#8 AND NOT #12)	55
#14	(#13), from 2006 to 2011	22

表23．医学中央雑誌の検索例（RQ12）

#	検索式	件数
#1	蘇生/MTH	8,071
#2	(#1) and (CK＝新生児)	464
#3	新生児仮死/MTH	351
#4	胎便吸引症候群/MTH	101
#5	#2 or #3 or #4	889
#6	(#5) and (RD＝メタアナリシス,ランダム化比較試験,準ランダム化比較試験,診療ガイドライン)	2
#7	(#6) and (DT＝2006:2011)	1

資料2. 前回および今回改訂の妊娠出産ガイドラインのRQ

1) 前回「2006年版（平成18年）」の「科学的根拠に基づく快適な妊娠・出産のためのガイドライン」各RQ

RQ1　プライマリ施設で分娩しているか
RQ2　分娩期に医療者以外の付き添い（立ち会い）が居るか
RQ3　担当者（周産期，分娩直接介助者）が助産師であるか
RQ4　分娩中，終始自由な体位でいるか
RQ5　産痛緩和
RQ6　医療者とどのようなコミュニケーションをしているか
RQ7　医師や助産師の継続ケアを受けているか
RQ8　バルサルバ法でいきみを誘導する事
RQ9　ルーチンの会陰切開
RQ10　ルーチンの点滴
RQ11　CTG（胎児の健康状態を診る）
RQ12　新生児の蘇生
RQ13　出生児のルーチンの口腔内吸引
RQ14　早期母子接触をすること

出典：厚生労働科学研究費補助金（子ども家庭総合研究事業）　科学的根拠に基づく快適な妊娠・出産のためのガイドラインの開発に関する研究，平成17～18年度総合研究報告書（主任研究者：島田三恵子），平成19（2007）年3月

2) 改訂版の「科学的根拠に基づく快適で安全な妊娠出産のためのガイドライン」各RQ

RQ1　妊産婦の要望とリスクを考慮した分娩施設の対応は？
RQ2　分娩期に医療者以外の付き添い（立ち会い）が居るか？
RQ3　助産師のケアを受けられるか？
RQ4　分娩中，終始自由な体位でいるか？
RQ5　産痛を緩和するには？
RQ6　妊産褥婦の立場にたったコミュニケーションをしているか？
RQ7　医師や助産師の継続ケアを受けているか？
RQ8　バルサルバ法の適応は？
RQ9　会陰切開の適応は？
RQ10　分娩時にルーチンの点滴は必要か？
RQ11　分娩時胎児心拍数の観察と対応は？
RQ12　新生児の蘇生と搬送は？
RQ13　母乳育児のサポートは？
RQ14　早期母子接触をするか？
RQ15　産後の育児サポートに向けた退院支援をしているか？

出典：厚生労働科学研究費補助金（政策科学総合研究事業）　母親が望む安全で満足な妊娠出産に関する全国調査―科学的根拠に基づく快適で安全な妊娠出産のためのガイドラインの改訂―，平成24年度分担研究報告書（分担研究者：島田三恵子），平成25（2013）年3月

科学的根拠に基づく快適で安全な
妊娠出産のためのガイドライン
2013 年版　　　　　　　　定価（本体 1,800 円＋税）

2013 年 8 月 5 日　　第 1 版第 1 刷発行
2014 年 5 月 12 日　　　　　　第 2 刷発行

編　　集　厚生労働科学研究 妊娠出産ガイドライン研究班

発行者　古谷　純朗
発行所　金原出版株式会社
〒113-8687 東京都文京区湯島 2-31-14
電話　編集　（03）3811-7162
　　　営業　（03）3811-7184
FAX　　　　（03）3813-0288　　　ⓒ厚生労働科学研究妊娠出産ガイドライン研究班 2013
振替口座　00120-4-151494　　　　　　　　　　　　　　　　　　検印省略
http://www.kanehara-shuppan.co.jp/　　　　　　　　　　　Printed in Japan
ISBN 978-4-307-30115-2　　　　　　　　　印刷・製本／三報社印刷㈱

JCOPY ＜（社）出版者著作権管理機構　委託出版物＞
本書の無断複写は著作権法上での例外を除き禁じられています。複写される場合は，
そのつど事前に，（社）出版者著作権管理機構（電話 03-3513-6969，FAX 03-3513-
6979，e-mail：info@jcopy.or.jp）の許諾を得てください。

小社は捺印または貼付紙をもって定価を変更致しません。
乱丁，落丁のものはお買い上げ書店または小社にてお取り替え致します。